ELİNİZİN ALTINDAKİ GERÇEKLER

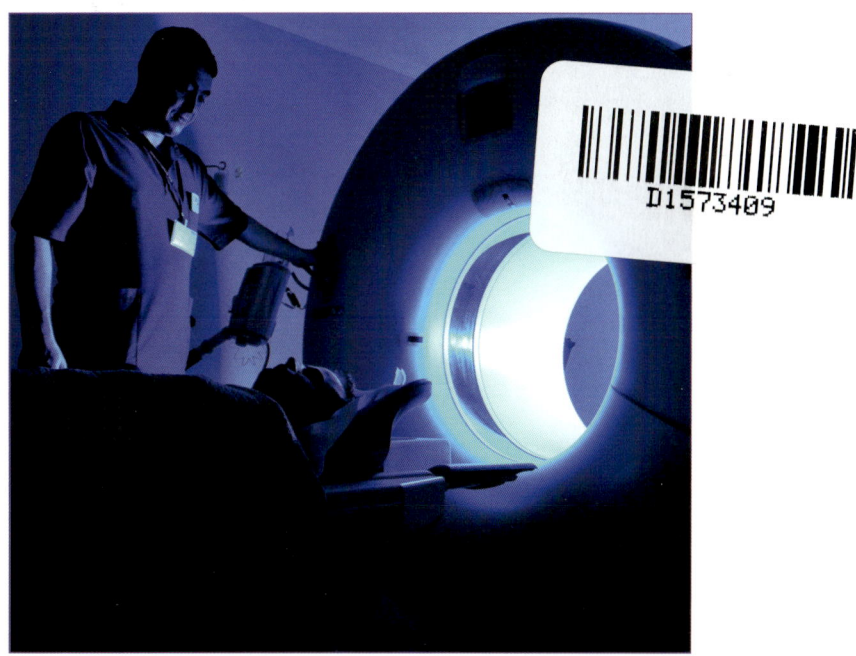

BULUŞLAR VE TEKNOLOJİ
TIP VE SAĞLIK

Çeviri: **Murat Doğan**

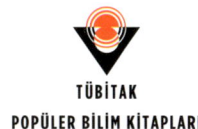

Tübitak
Popüler Bilim Kitapları

TÜBİTAK Popüler Bilim Kitapları 691

Elinizin Altındaki Gerçekler - Buluşlar ve Teknoloji - Tıp ve Sağlık
Facts at Your Fingertips - Invention and Technology - Medicine and Health
Editör: Tom Jackson

Çeviri: Murat Doğan
Redaksiyon: Ceyhan Temürcü

© Brown Bear Book Ltd., 2012
Brown Bear tarafından yayımlanmıştır.
BROWN LTD, First Floor, 9-17 St Albans Place, London, N1 0NX,
United Kingdom tarafından projelendirilmiş ve üretilmiştir.

Türkçe Yayın Hakkı © Türkiye Bilimsel ve Teknolojik Araştırma Kurumu, 2013

Bu kitabın bütün hakları saklıdır. Yazılar ve görsel malzemeler,
izin alınmadan tümüyle veya kısmen yayımlanamaz.

TÜBİTAK Popüler Bilim Kitapları'nın seçimi ve değerlendirilmesi
TÜBİTAK Kitaplar Yayın Danışma Kurulu tarafından yapılmaktadır.

ISBN 978 - 975 - 403 - 920 - 7
Yayıncı Sertifika No: 15368

1. Basım Ekim 2014 (5000 adet)
2. Basım Ekim 2019 (5000 adet)

Genel Yayın Yönetmeni: Bekir Çengelci
Mali Koordinatör: Adem Polat
Telif İşleri Sorumlusu: Dr. Esra Tok Kılıç

Yayıma Hazırlayan: Şermin Korkusuz Aslan
Basım Hazırlık ve Son Kontrol: Muhammed Said Vapur
Sayfa Düzeni: Elnârâ Ahmetzâde
Basım İzleme: Duran Akca

TÜBİTAK
Kitaplar Müdürlüğü
Akay Caddesi No: 6 Bakanlıklar Ankara
Tel: (312) 298 96 51 Faks: (312) 428 32 40
e-posta: kitap@tubitak.gov.tr
esatis.tubitak.gov.tr

Fersa Matbaacılık Pazarlama San. ve Tic. Ltd. Şti.
Ostim 36. Sokak No: 5/C-D Yenimahalle Ankara
Tel: (312) 386 17 00 Faks: (312) 386 17 04 Sertifika No: 16216

İÇİNDEKİLER

Eski Çağlarda Tıp	**4**
Tıbbın Bilimle Buluşması	**12**
İlaçlar	**22**
Tanı ve Testler	**32**
Modern Cerrahi	**40**
Üreme ve Genetik	**50**
Dönüm Noktaları	**60**
Sözlük	**62**
Dizin	**63**

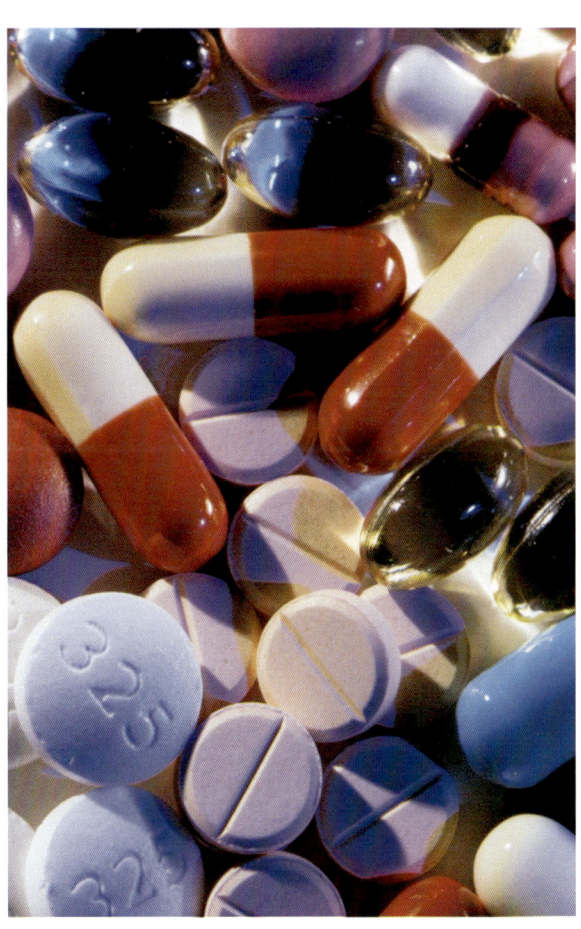

ESKİ ÇAĞLARDA TIP

Günümüzde tıp, bilimin hayli gelişmiş ve karmaşık bir dalıdır ama emekleme dönemi günümüzün binlerce yıl gerisine, tarih öncesi toplumlara kadar uzanır.

Tarih öncesi yıllarda insanların çoğu küçük kabileler hâlinde, bir yerden başka bir yere göç ederek yaşamış; kemik, odun ve taş gibi malzemeler kullanarak basit aletler yapmıştır. Bu insanların kemikleri üzerinde yapılan çalışmalar kırılan kemikleri düzeltebildiklerini ve küçük ameliyatları belli bir başarıyla gerçekleştirebildiklerini göstermektedir. Bununla beraber, hastalık ağırlaştığında

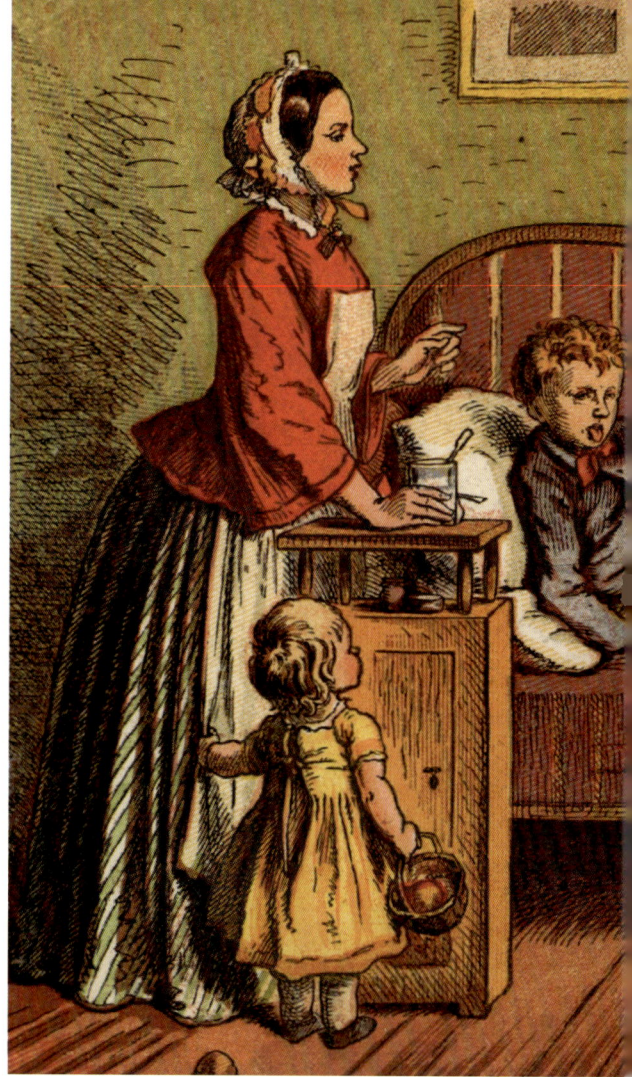

Modern ilaçlar keşfedilmeden önce bütün hastalıklar ölümcül olabiliyordu. Doktor çağırmak ise pahalıydı ve genellikle son başvurulan çareydi.

bu insanlar hastanın büyük olasılıkla kötü bir ruh tarafından ele geçirildiğine inanmışlardır.

Tarih öncesi insanların yaptığı büyük bir ameliyat da vardır: trepanasyon, yani kişi hayattayken kafatasına delik açma.

Dünyanın her yerinde trepanasyon yapılmış kafataslarına rastlanmıştır. Birçok kafatasında deliğin etrafında yeni kemik büyümesi görülmüştür. Bu da büyük olasılıkla kişinin ameliyattan sonra yıllarca yaşadığını göstermektedir.

DOĞAÜSTÜ TEDAVİLER

Hastalıklara büyünün ve ruhların sebep olduğunu düşünenler sadece tarih öncesi insanlar değillerdi. Uygarlıkları MÖ 3000 yıllarında doğan Antik Mısırlılar da doğaüstü güçlere inanırlardı. Kötü ruhları kendilerinden uzak tutmak için genellikle muskalar takarlar ve hasta olduklarında iyileşmek için büyüden ve tanrılarından medet umarlardı. Antik Yunanlar ve Romalılar, Sağlık Tanrısı Asklepios adına, hastaların mucizevi tedaviler görmesi için getirildiği tapınaklar inşa etmişlerdir.

Hristiyanlığın hâkim din hâline geldiği Orta Çağ Avrupası'nda, hastalar çare bulma umuduyla çoğunlukla kutsal yerlere giderlerdi. Günümüzde bile doğaüstü şifa yöntemleri ve genellikle bitkisel tedaviler uygulayan şifacılar dünyanın birçok yerinde önemlerini korumaya devam ediyor.

Yunan Sağlık Tanrısı Asklepios, elinde bir yılanın sarıldığı bir asa taşır. Bu sembol günümüzde tıp kurumları tarafından kullanılmaktadır.

TIP VE SAĞLIK

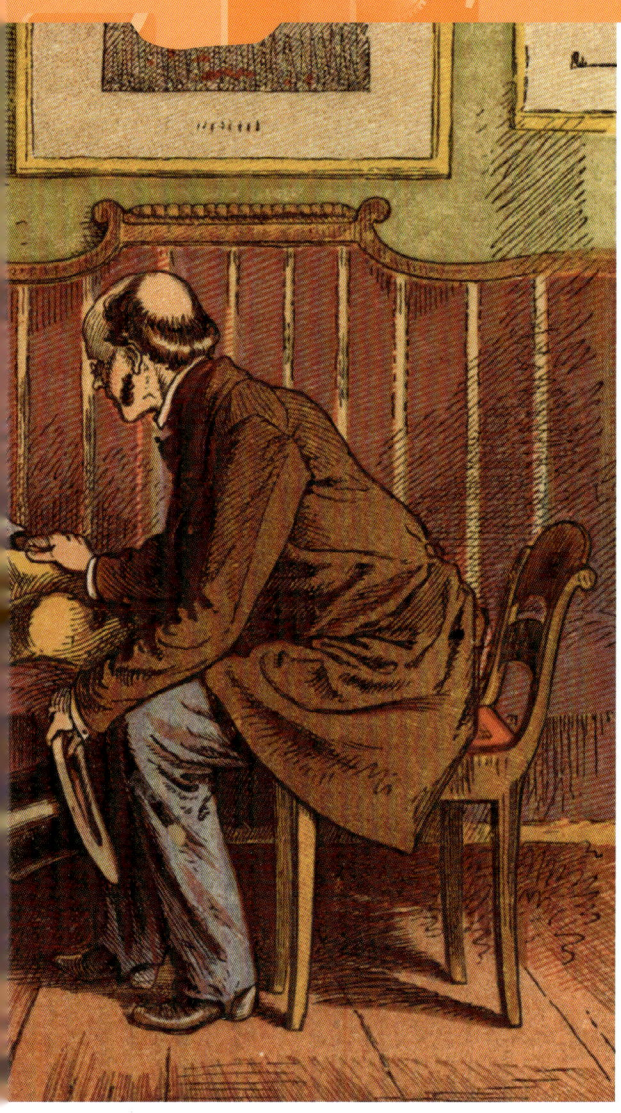

> **THOT'UN KİTAPLARI**
>
> Eski Mısır'ın en önemli tıp kitapları Thot'un Kitapları'ydı. Bu kitaplar Mısır'ın Bilgelik Tanrısı Thot'un tapınağında keşişler tarafından saklanıyordu. Bu eserler günümüze ulaşamamış olsa da araştırmacılar büyük olasılıkla bu kitapları kaynak alan, MÖ 1500 yıllarına ait bir tıp kitabı bulmuşlardır. Bu kitap yaygın hastalıklarla nasıl başa çıkılacağına dair ayrıntılı bilgiler içermektedir.

Yunan ve Roma döneminden 18. yüzyılın sonuna kadar bitkisel tedaviler oldukça yaygındı. Gelişen tıbbi bilgilere sürekli yeni bitkisel tedavi yöntemleri ekleniyordu. Tıbbın bu alanına bilimin katkısı çok azdı ve kimse bu reçetelerin nasıl işe yaradığını bilmiyordu. Örneğin, bazı ağaç kabuklarını çiğnemenin baş ağrısına iyi geldiği yüzyıllardır bilinmektedir. Bu etkiden sorumlu olan madde (günümüzde aspirin yapımında kullanılan salisilik asit) ancak 19. yüzyılda ayrıştırılabildi.

Tarih öncesinde yaşamış bir insanın trepanasyon yöntemiyle delik açılmış olan kafatası

Bitkisel ilaçlar

Eski çağlarda tedaviler çoğunlukla bitkisel ve büyüsel ögelerden oluşuyordu. Solunumla ilgili rahatsızlıklar hastanın buhar solumasıyla tedavi edilirken kesikler ve yanıklar merhemlerle tedavi edilirdi. Doktorlar çoğunlukla tedavi sırasında büyülü sözler söyler veya ritüeller gerçekleştirirlerdi. Eski Mısır kayıtları bir tedavinin işe yaraması durumunda kullanılmaya devam edildiğini, işe yaramadığında da terk edildiğini göstermektedir. Böylelikle Antik Mısırlılar tıp alanında büyük bir bilgi birikimi oluşturmuşlardır. Uyguladıkları yöntemler dünyanın bazı bölgelerinde hâlen kullanılmaktadır.

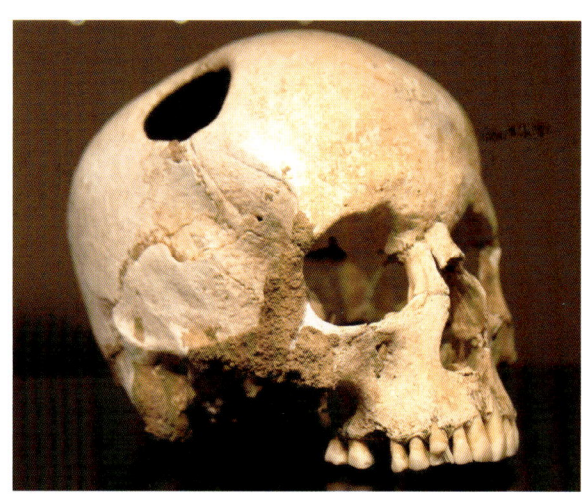

ESKİ ÇAĞLARDA TIP

Bu maddenin nasıl etkinlik gösterdiğinin keşfedilmesi içinse bir yüzyıl daha geçmesi gerekti. Günümüzde giderek artan sayıda insan, denenmiş ve test edilmiş bitkisel ilaçlara geri dönüyor çünkü modern ilaçların olası yan etkilerinden endişe duyuyor.

Hastalık teorileri

Ciddi hastalıklara karşı sistematik tedaviler geliştirmeye imkân veren bir hastalık teorisini ilk oluşturanlar Antik Mısırlılardır. Doktorlar Mısırlılar için önemli olan

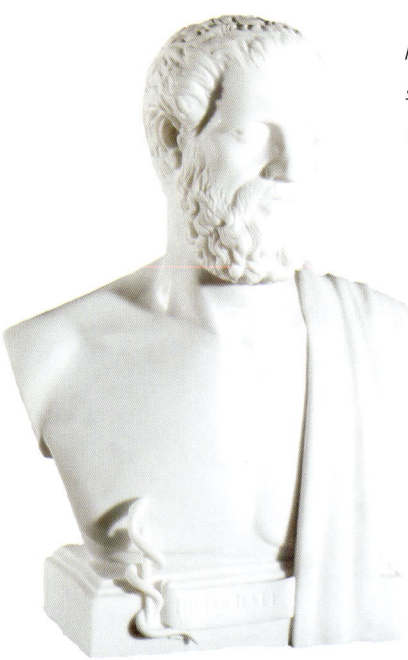

Modern tıbbın kurucusu Hipokrat, hastalıkların doğaüstü sebeplerle meydana geldiği ve büyünün tedavinin önemli bir parçası olduğu düşüncesini reddetmiştir.

Nil Nehri'nin mevsimsel olarak yükselip alçalmasından hareketle, insan vücudunun kan ve diğer sıvılarla dolu kanallardan oluşması gerektiğini düşünmüşlerdir. Bu kanallardan birinin tıkanması hastalığa neden olmalıydı. Bu tür tıkanıklıkları açarak hastaları tedavi etmek için emetikler (kusmaya sebep olan maddeler), müshil ilaçları ve kanatma (derinin çizilerek

KLİNİK GÖZLEM VE TANI

Tanı (teşhis) ilkelerini ortaya koyan Hipokrat, bir hastanın sağlık durumunu tahmin etmek için öncelikle belirtileri gözlemledi. Bir tahmin yaptıktan sonra, tedavi sürecinde hastayı gözlemlemeyi sürdürdü. Modern doktorlar hâlâ klinik gözlem olarak bilinen bu yaklaşımı kullanırlar.

Sonraki dönemlerde doktorlar daha kesin tanılar koyabilmelerine imkân veren testler buldular. Örneğin vücut sıcaklığı (ateş) belirli hastalıkların tanılanmasında gösterge olarak kullanılmaya başladı.

Santorio isimli bir İtalyan doktor 1626'da, vücut sıcaklığının büyük bir hassasiyetle ölçülmesine imkân veren sulu bir termometre icat etti.

Orta Çağ doktorları hastaların akciğerlerini ve kalplerini de dinlemişlerdir. Avusturyalı Leopold Auendrügger perküsyon olarak bilinen tekniği geliştirmiştir: Kalp ve akciğer dışındaki organları dinlemek için parmaklarını hastanın karnına hafifçe vurmuştur.

Mikroskop ilk kez 1600'lü yılların sonuna doğru Athanasius Kircher tarafından hastalıkları incelemek için kullanılmıştır. Fakat mikroskobun gerçek tıbbi potansiyeli bundan yüz yıl sonra ortaya çıkacaktır.

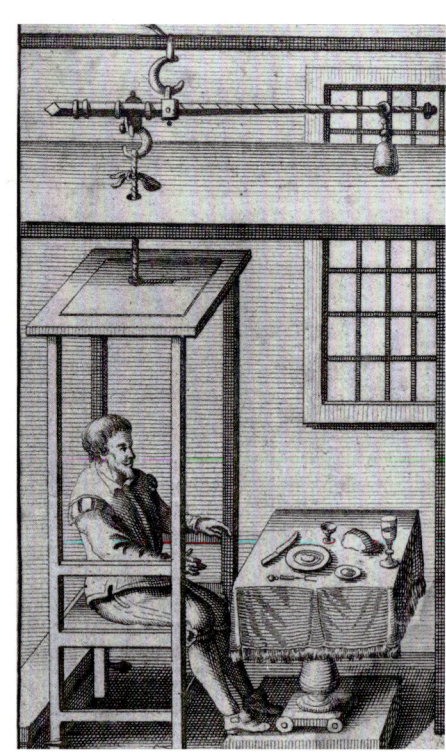

Santorio, vücudun besinleri dışarı atmadan önce onlardan bazı maddeleri özümsediğini göstermek için basit bir ağırlık karşılaştırma deneyi yapmıştır.

TIP VE SAĞLIK

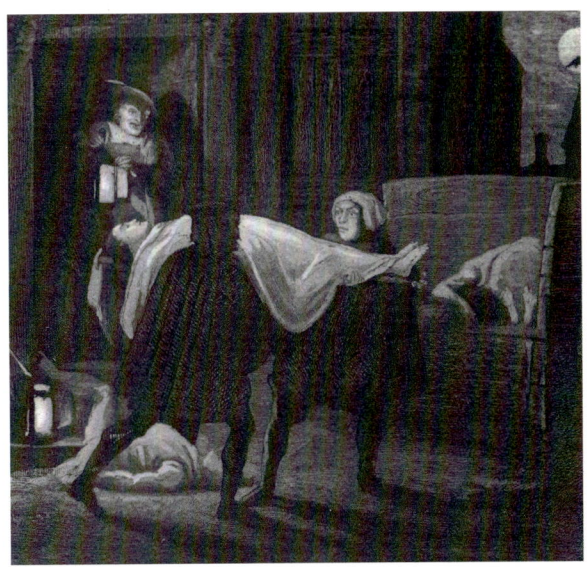

Avrupa'daki Kara Ölüm salgını döneminde, bu gizemli hastalık yaşayanlara bulaşmasın diye, vebadan ölenlerin cenazeleri her gece derhal defnedilmek üzere toplanırdı.

dışarı kan akıtılması) gibi tedavi yöntemleri kullanılırdı. Tıbbi bilgilerimize en fazla katkı sağlayan kişilerden biri, yaklaşık MÖ 460 ile MÖ 377 yılları arasında yaşamış olan, Hipokrat adında Yunan bir doktordur. Hipokrat'ın kimliği hakkında çok az şey biliyoruz; bununla beraber Hipokrat yaklaşık MÖ 430'larda yazılmış bir dizi tıbbi metin ile ilişkilendirilir. Hipokrat kendi hastalık teorisini oluşturmuştur. İnsan vücudunun dört sıvıdan (kan, balgam, siyah safra, sarı safra) oluştuğunu düşünmüştür. Sağlıklı bir vücutta bu sıvıların dengede olduğunu, eğer denge bozulursa hastalık durumunun oluştuğunu öne sürmüştür. Hipokrat'ın hastalık teorisi Avrupalı doktorlar tarafından Orta Çağ boyunca geçerli kabul edilmiştir.

Anatomi

Eski Mısırlılar insanların öldükten sonra da ihtiyaç duyacaklarına inandıkları bedenlerini korumak için mumyalama işlemleri yapmışlar, bu süreçte de anatomi (vücudun yapısı üzerine çalışan bilim dalı) alanında pek çok ilerleme kaydetmişlerdir.

SAĞLIK VE YAŞAM TARZI

Temizlik ve sağlık arasındaki ilişki, büyük olasılıkla vücutlarını ve giysilerini düzenli bir şekilde yıkayan eski Mısırlılar tarafından bulunmuştur. Tuvalet ve banyo zenginler arasında yaygındı ve hatta bazı Mısırlılar sivrisineklerden korunmak için cibinliklerin içinde uyurlardı! Yunanlar ve Romalılar da Mısırlılar gibi sağlıklı bir yaşam tarzının yararlarını biliyorlardı. MÖ 4. yüzyılda yaşayan bir Yunan doktor olan Diokles her gün saf suyla yıkanmayı ve hatta dişleri naneli tozlarla temizlemeyi önermiştir. Romalılar yıkanmayı toplumsal bir olay hâline dönüştürmüş, şehirlerinin çoğuna büyük hamamlar inşa etmişlerdir.

Roma İmparatorluğu'nun çöküşü ile kanalizasyon şebekeleri ve su kemerleri, yani kasaba ve şehirlere kullanım suyu taşıyan kanallar bakımsız kaldı ve yaşam standartları geriledi. Pis sokaklar, kötü gıdalar ve su kirliliği Orta Çağ boyunca veba ve diğer bulaşıcı hastalık salgınlarına yol açtı. 19. yüzyıldaki Sanayi Devrimi'ne kadar bu koşullar iyileşemedi.

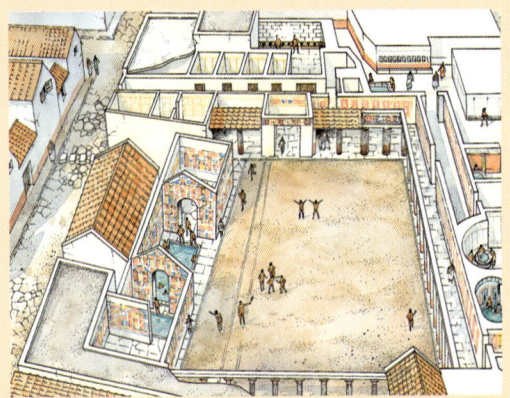

Hamamlar Roma kentlerinin temel parçalarından biriydi. İnsanlar farklı sıcaklıklardaki havuzlara girer ve cilt temizliği için zeytinyağı kullanırlardı. Sabun henüz icat edilmemişti.

ESKİ ÇAĞLARDA TIP

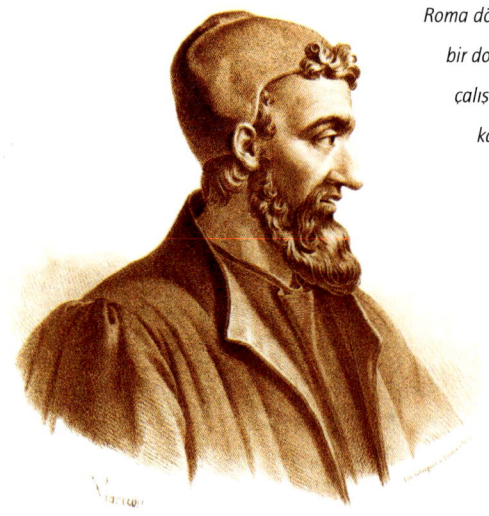

Roma döneminde yasayan bir doktor olan Galen'in çalışmaları 17. yüzyıla kadar tıp dünyasını etkilemiştir.

2. yüzyılda Roma'da çalışmış bir doktor olan Galen, insan ve maymun kadavraları üzerinde anatomi çalışmaları yapmıştır. Bulgularının çoğu yanlış olsa da insan vücudu resimleri yüzyıllar boyunca rakipsiz olmuştur.

Flaman anatomist Andreas Vesalius (1514-1564) Galen'in anatomi teorisini geliştiren ilk isim olmuştur. Anatomik özellikleri kat kat çizerek vücut sistemlerinin detaylı resimlerini oluşturmuştur. *İnsan Vücudunun Yapısı Üzerine* (1543) adlı kitabında Galen'in bazı hatalarını düzeltmiş fakat kanın hareketiyle ilgili fikrini reddetmemiştir. 1559 yılında İtalyan anatomist Realdo Colombo (1516-1559) kanın kalbin bir tarafından diğer tarafına akciğerler aracılığıyla geçtiğini göstermiştir. Bu bulgunun ışığında İngiliz doktor ve anatomist William Harvey (1578-1657) kanın vücutta nasıl dolaştığını göstermiştir. Daha sonra İtalyan anatomist Marcello Malpighi (1628-1694) kanın vücudun bütün bölümlerine ulaşmasını sağlayan kılcal damarları keşfetmiştir.

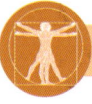

TOPLUM VE BULUŞLAR

Hastaneler ve tıp okulları

İmparatorluklarını sürdürebilmek için sağlıklı askerlere ihtiyaç duyan Romalılar ilk halk sağlığı sistemini geliştirdiler. Yoksulların bakımından sorumlu devlet doktorları vardı ve şehirlerin çoğunda hastaneler inşa edilmişti. Roma'nın 5. yüzyıldaki çöküşünden sonra doktor sayısı yetersiz kaldı. Yoksullar bitkisel ilaçlarla yetinmek zorunda kalırken kemikleri düzeltmek, diş çekmek (sağdaki resim) ve yaralara dikiş atmak berberlerin işi oldu. İlk tıp okulu MS 1100 yılında İtalya'nın Salerno kentinde kuruldu. Ardından kısa süre içinde tüm Avrupa'da benzer okullar tesis edildi. Bununla birlikte doktorlar ve hastaneler çoğu insan için hâlâ pahalıydı ve sadece büyük şehirlerde bulunuyordu. Uygun fiyatlı sağlık hizmetleri ancak 20. yüzyılda yaygın ve erişilebilir hâle geldi.

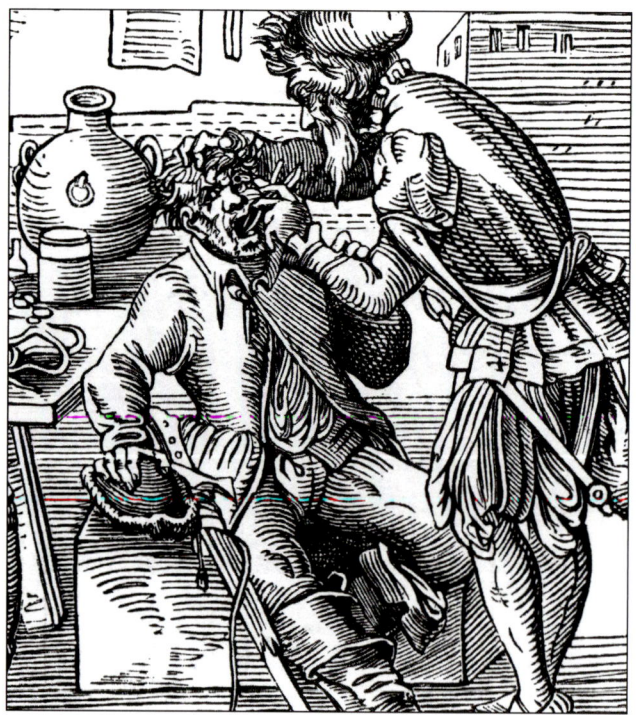

TIP VE SAĞLIK

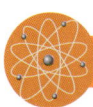

BİLİMSEL İLKELER

Kan dolaşımı

17. yüzyılın başlarında William Harvey kanın vücutta nasıl dolaştığını keşfetti. Bulguları, Galen tarafından ortaya atılmış olan ve yüzyıllardır doktorlara öğretilen teoriyle çelişiyordu. Galen kanın kalp ve karaciğer içinde yapıldığını ve vücut tarafından çekilerek tüketildiğini, eksilen kanın yerine de hemen yenisinin üretildiğini düşünmüştür. Harvey'in deneyleri, bunun doğru olması için bir kişinin bir günde 250 kg kan yapmak zorunda olacağını göstermiştir! Harvey büyük olasılıkla, o zamanlarda kullanılmaya başlanan buharlı pompalardan esinlenerek kalbin dört odacıklı bir pompa olduğunu fark etmiştir. Kanın taşıdığı oksijen dolaşım sırasında vücutta tüketilir. Oksijensiz kan olarak adlandırılan bu kan (resimde maviyle gösterilmiştir) sağ kulakçıktan kalbe girer. Buradan sağ karıncığa, daha sonra da akciğerlere pompalanarak yeniden oksijen yüklenir. Oksijenli kan (resimde kırmızı ile gösterilmiştir) sol kulakçıktan girerek kalbe geri döner. Buradan da vücut dokularına kan pompalayan en güçlü odacığa, yani sağ karıncığa akar. Kanı kalbe getiren damarlara toplardamarlar; kalpten vücuda taşıyan damarlara atardamarlar denir. Toplardamarda ve kalbin içinde yer alan kapakçıklar, kanın yanlış yöne akmasını engeller.

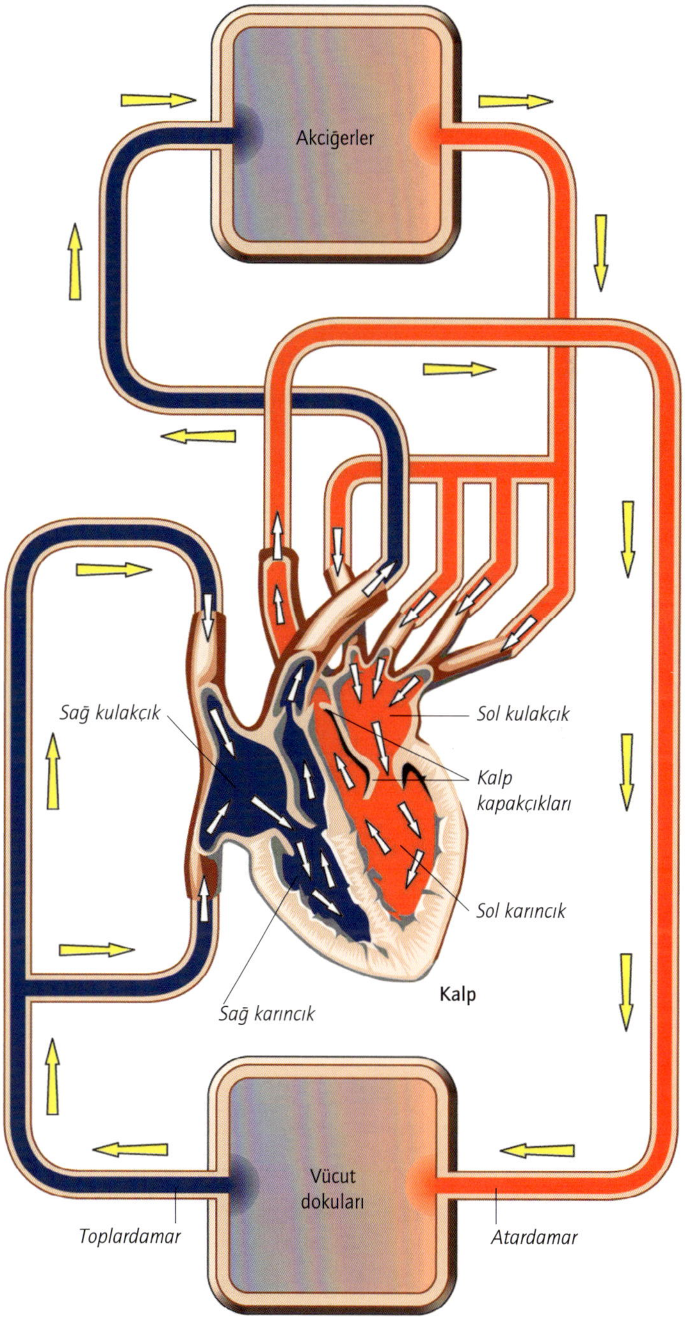

ESKİ ÇAĞLARDA TIP

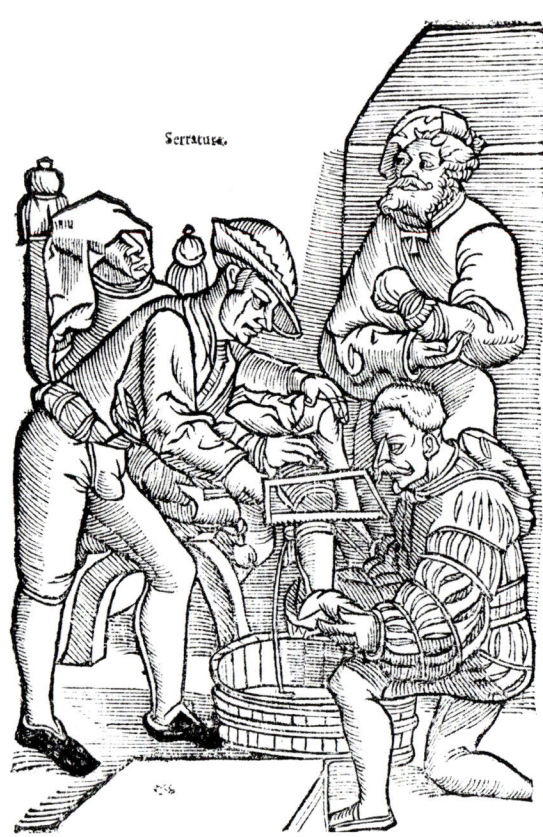

Eski zamanlarda bir bacağın kesilmesi gibi cerrahi işlemler hızlı ve kaba şekilde yapılırdı. Hasta uyanık olduğu için bu gerekliydi.

Ameliyat

Mısırlı cerrahlar büyük olasılıkla kistlerin ve küçük kitlelerin çıkarılması gibi küçük ameliyatları yapabiliyorlardı. Bunların çoğunun başarılı olmuş olması olasıdır çünkü yaralar doğal bir antiseptik içeren söğüt ağacı yaprakları ile tedavi ediliyordu. Antik Yunan'da ise cerrahi riskliydi çünkü kadavraları keserek incelemek yasak olduğundan cerrahlar insan anatomisi hakkında çok az bilgiye sahipti. Sonraki dönemlerde Galen'in çalışmaları bazı gelişmelere yol açmış fakat bu bilgilerin çoğu Roma İmparatorluğu'nun çöküşüyle MS 500'ler civarında kaybolmuştur.

Cerrahi Orta Çağ'da kaba bir iş olarak görülürdü ve doktorların çoğu bunu yapmayı reddederdi. Ameliyatlar, daha çok saç kesimiyle uğraşan berberlere kalmıştı.

> ## BİLİYOR MUYDUNUZ?
>
> **Veba** Toplum genelinde ölümlere neden olabilen salgın hastalık. MS 542 civarında Avrupa'da büyük bir veba salgını ortaya çıkmıştır. 1346 ile 1353 yılları arasında görülen bir başka salgın 25 milyon insanın (toplam nüfusun neredeyse dörtte biri) yaşamına mâl olmuştur. Orta Çağ'da vebanın tedavisi yoktu ve birçok insan bu hastalık nedeniyle hayatını kaybetti.
>
> **Cüzzam** Bilinen en eski hastalıklardan biri. Mısır'da bulunan ve MÖ 500 civarına tarihlenen bir iskelette hastalığın belirtileri görülmüştür. Orta Çağ'da cüzzamın hiçbir etkili tedavisi yoktu ve milyonlarca insan bu hastalık nedeniyle öldü. Cüzzam bugün de dünyanın birçok yerinde mevcuttur ve 10 milyon kadar insanın bu hastalıktan muzdarip olduğu tahmin edilmektedir.
>
> **Frengi** Frengi ilk defa Rusya'nın orta kesimlerinde bulunan 4000 yıllık iskeletlerde tespit edilmiştir. Hastalığın Avrupa'daki ilk salgını ise 1493 yılında ortaya çıkmıştır. Kristof Kolomb'un yolculuğuna katılan denizciler tarafından Amerika'dan Avrupa'ya taşınmış olabilir. Orta Çağ'da frengi tedavisi için kullanılan bitkisel ilaçlar ve cıva etkili değildi. Hastalık uzun yıllar boyunca ilerliyor ve sonunda ölümcül hâle geliyordu.

Cerrahi ile ilgili iki temel sorun ağrılar ve enfeksiyonlardı. Orta Çağ'daki doktorlar bunların ikisiyle de mücadele etmeye çalıştılar. İtalyan cerrah Luccalı Hugh yaraları enfeksiyondan korumak için şarapla yıkadı ama bu fikir genel kabul görmedi. Ameliyatlardan önce ağrıyı durdurmak için hastalara uyuşturucu ilaç verme girişimleri de oldu fakat bu uygulamalar da fazla uzun sürmedi.

Fransız cerrah Ambroise Paré (1510-1590) Orta Çağ'ın cerrahi standartlarını geliştiren birçok kitap yazdı.

TIP VE SAĞLIK

Aşırı ağrıdan kaçınmanın önemini vurguladı, hızlı ve basit işlemleri savundu ve kanamayı durdurmak için yarayı dağlama gibi acımasız teknikleri kınadı.

Bu gelişmelere rağmen cerrahi 19. yüzyılda, Sanayi Devrimi sırasında tıbbın daha bilimsel hâle gelmesine kadar tehlikeli olmaya devam etti.

16. yüzyılda yaşamış Fransız cerrah Ambroise Paré, kesilerin enfeksiyon kapmasını engellemek için yumurta akı ve terebentinden yapılan bir Roma merhemini yeniden bulmuştur.

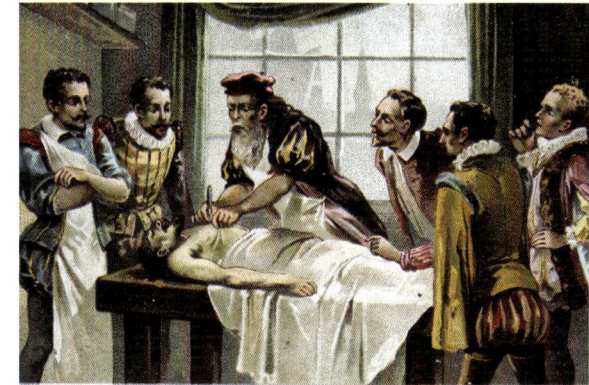

ANAHTAR

Antik Mısır'da cerrahın çantası

Bu kabartma, Kom Ombo'daki 2000 yıllık bir Mısır tapınağının duvarına oyulmuştur. Kraliçenin doğum yapması gibi tıbbi görüntüler içeren diğer kabartmaların yakınında yer almaktadır. Bazı araştırmacılar bu kabartmanın çeşitli cerrahi aletleri gösterdiğini düşünüyor.

1. Büyük olasılıkla ameliyatlarda kesi oluşturmak amacıyla kullanılan bıçak.
2. Kemiklere veya dişlere delik açmak için burgu.
3. Kemik kesmek için testere.
4. Diken gibi deriye batmış nesneleri çıkarmak için pensler ve kerpetenler.
5. Buhurdan (bitkisel tıpta tütsü yakmak için kullanılan nesne).
6. İçinde bitkisel ilaçların bulunduğu bez çanta.
7. Mısır tanrısı Horus'un gözü şeklinde büyülü muskalar.
8. Bitkisel ilaçları tartmak için terazi.
9. Kan akıtmak için kullanılan kâseler.
10. Papirüs tomarı.
11. Saç kesmek için makaslar.
12. Yaraları temizlemek için sünger.
13. İlaç vermek için kullanılan kaşıklar.

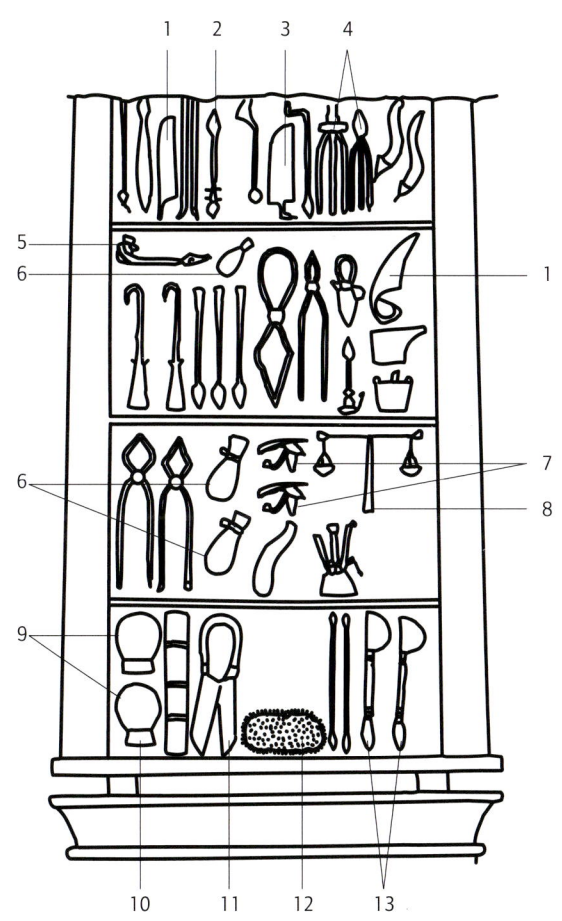

11

TIBBIN BİLİMLE BULUŞMASI

19. yüzyıl boyunca tıp daha bilimsel hâle geldikçe ağrılara, enfeksiyonlara ve pek çok ölümcül hastalığa karşı zaferler kazanıldı.

Tıp Antik Yunan'dan 19. yüzyılın başlarına kadar pek fazla değişmemişti. Doktorlar hâlâ hastalıklara kötü havanın, iklimin veya yetersiz beslenmenin neden olduğunu düşünüyorlardı. Bulaşıcı hastalıkları önlemek için temizliğin gerekli olduğunu fark etmemişlerdi. Hastaneler genelde pisti ve tedavi için giden hastaların enfeksiyon kapma ve bunun sonucunda ölme ihtimali yüksekti. En korkulan tıbbi işlemler arasında ampütasyon, yani vücudun kol veya bacak gibi bir kısmının ameliyatla kesilmesi

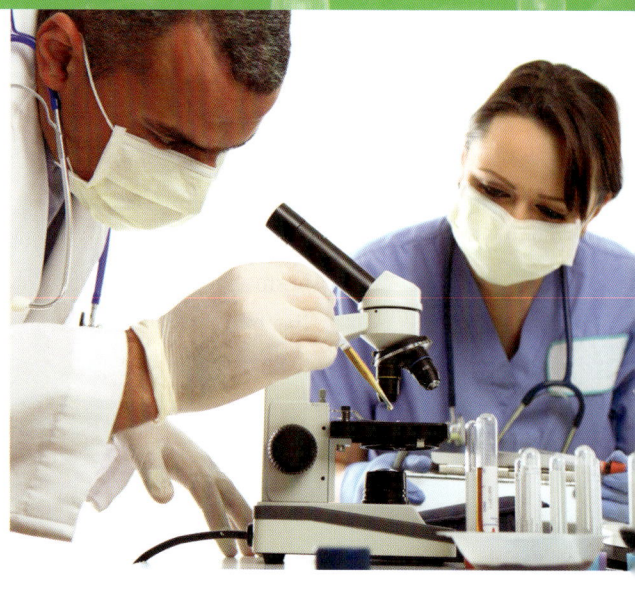

Tıp araştırmacıları, kanserin nedenleri ve yaşlanma süreçleri gibi henüz tam anlaşılamamış gizemleri çözmek için bilimsel ilkeleri uygularlar.

ANAHTAR

Deri altı enjektörü

19. yüzyıldan önce tüm ilaçlar ağızdan verilirdi. 1850'lerde Fransız cerrah Charles Gabriel Pravaz (1791-1853) ve İskoç doktor Aleksander Wood (1817-84) birbirinden bağımsız olarak morfini deri altına zerk etmeye başladılar. Bunun için cam tüp, piston ve içi boş bir metal iğneden oluşan bir enjektör kullanarak ilaç dozlarını daha iyi kontrol edebildikleri yeni bir yöntem buldular. Bu yöntemde ilaç daha hızlı etki ediyor ve ağrının en fazla olduğu yere doğrudan uygulanabiliyordu. Bu buluş çok geçmeden duyuldu ve

hipodermik, yani "deri altı" enjektörler yaygınlaştı. Günümüzde cam tüplerin yerini plastik tüpler almıştır. İşaretli ölçekleri sayesinde ilaç dozu doğru bir şekilde ölçülebilir. Modern enjektör iğneleri sterilize edilip yeniden kullanılmaz, imha edilir.

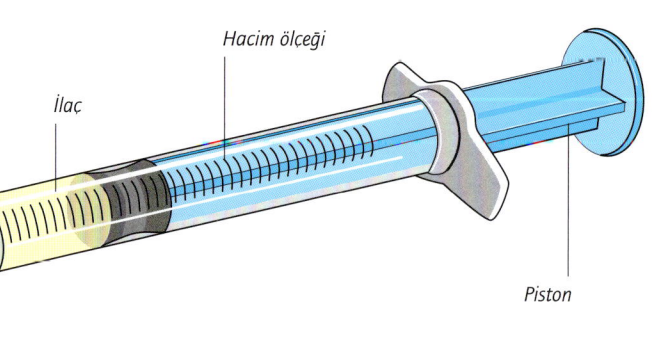

Hacim ölçeği
İlaç
Piston
İğne

TIP VE SAĞLIK

vardı. O zamanlar etkili bir ağrı kesici yoktu ve Avrupalı hastalar genellikle çok miktarda alkol içmeye zorlandıktan sonra ameliyat masasına bağlanırlardı. Güvenilir ağrı kesiciler geliştiren, ayrıca hastaneleri ve tıbbi aletleri bakteri ve virüs gibi mikroplardan arındırmanın önemini fark eden birçok bilim insanının çalışmaları sayesinde, tıbbi tedaviler 19. yüzyılda çok daha güvenli hâle geldi.

Ağrı kesiciler

1848'de, ampütasyon geçiren bir kişi, ameliyata hazırlanan hastanın "infaza hazırlanan mahkûma" benzediğini söylemişti. Neyse ki bu durum bir süre sonra değişti. 1799'da İngiliz kimyager Sör Humphry Davy (1778-1829) azot oksit veya gülme gazı adı verilen, anestezik özellikleri olan bir gaz

PSİKİYATRİ VE PSİKANALİZ

Bilimsel yöntem insan zihni çalışmalarına da uygulandı. 19. yüzyılın sonuna doğru psikiyatri (akıl hastalıkları bilimi) doğdu. İlk psikiyatrlardan olan Alman bilim insanı Emil Kraepelin'in (1856-1926) yaptığı çalışmalar, beyindeki fiziksel sorunların akıl hastalıklarına neden olduğunu gösteriyordu. 1885'te Avusturyalı Sigmund Freud (1856-1939) tarafından psikiyatrinin diğer bir dalı olan psikanaliz geliştirildi. Psikanalistler akıl hastalıklarının zihnin bilinçdışı düşünceleri bastırmaya çalışması sonucu ortaya çıktığına inanırlar. İlk psikanalistler hastalarının en derindeki duygularını ortaya çıkarmak için çeşitli yöntemler kullandılar. Örneğin Freud rüyaları incelerken İsviçreli psikiyatrist ve biyolog Hermann Rorschach (1884-1922) hastalarının mürekkep lekeleri üzerinde yorum yaparak ne gördüklerini anlattıkları bir test geliştirdi.

HEMŞİRELİK MESLEĞİ

19. yüzyılda hemşirelikte de bir devrim gerçekleşti. Bu devrim kısmen Florence Nightingale'in (1820-1910) çalışmaları sonucunda ortaya çıktı. 1854 yılında, Kırım Savaşı'nda (1854-1856) yaralanan askerlerin kötü hastane koşulları nedeniyle zarar gördüğünü anlatan raporların gazetelerde yayımlanmasıyla İngiliz halkı dehşete düştü. Bu sorunu çözmek için Nightingale ve 38 hemşireden oluşan ekibi görevlendirildi. Bu ekip fiziksel şartları ve hasta bakımını iyileştirerek sayısız hayat kurtardı. Nightingale İngiltere'ye döndüğünde Londra'daki St. Thomas hastanesinde hemşireler için bir okul açtı. Kısa süre içinde hemşireler çok daha iyi eğitim alır hâle geldiler ve hemşirelik saygın bir meslek oldu.

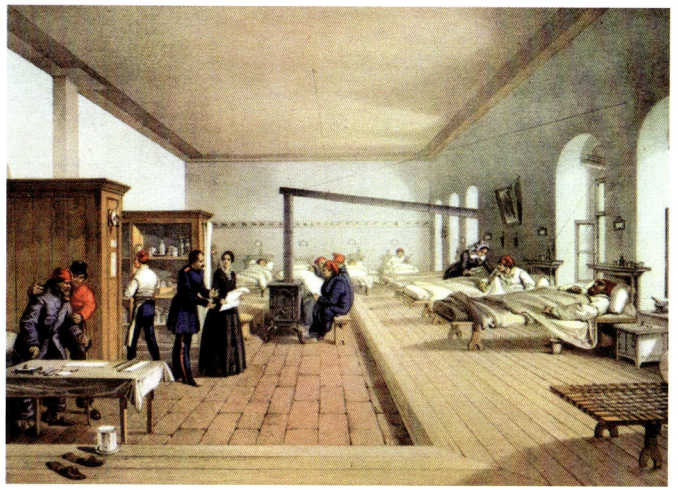

Florence Nightingale Kırım Savaşı sırasında, İstanbul'da Üsküdar Kışlası'ndaki hastane servislerini yeniden düzenlemesiyle ünlüdür.

TIBBIN BİLİMLE BULUŞMASI

BİLİMSEL TERİMLER

- **anestezik** Bir hastanın ağrı hissetmemesini sağlayan kimyasal madde.
- **bakteri** Dünya üzerinde hemen her yerde bulunan tek hücreli mikroorganizmalar.
- **bağışıklık kazandırma** Zararlı bir madde veya hastalığın etkilerinden koruma.
- **beyaz kan hücreleri** Yabancı maddeleri ve organizmaları yok etmekten sorumlu kan bileşenleri.

keşfetti. Bu gazı soluduğunda kendini çok iyi hissettiğini ve kahkahaya boğulduğunu fark etti. Bu gaz, diş çekilirken hissedilen ağrıyı da durduruyordu. Davy gazın tıbbi kullanımı olabileceği fikrini ortaya attı fakat bu fikir pek de kabul görmedi.

Amerika Birleşik Devletleri, Almanya ve Fransa'daki bilim insanları, 1831'de bir anestezik olan kloroformu keşfettiler. Bu sıvı ilk defa, ebelikte uzmanlaşmış bir profesör olan Sir James Young Simpson (1811-1870) tarafından İskoçya'nın Edinburgh şehrinde kullanıldı. Simpson 1847'de doğum sırasında bir kadına kloroform verdi. İyi sonuçlar almasıyla sonraki hafta 30 kişiye daha verdi. Diğer doktorlar onun bu şekilde ağrı kesici kullanması karşısında dehşete kapıldılar çünkü doğum sırasındaki ağrıların doğal olduğunu ve bunun önlenmemesi gerektiğini düşünüyorlardı. Simpson kloroformu kullanmaya devam etti. Ne var ki Kraliçe Victoria (1819-1901) sekizinci çocuğu olan Prens Leopold'un doğumunda kullanmaya karar verene kadar kloroform yaygın olarak kabul görmedi.

SOLUNUM YOLUYLA ALINABİLEN KLOROFORM

İlk kullanılan anestezik maddeler zararsız değildi. Birkaç hasta kloroformun aşırı dozda kullanılması sebebiyle öldü. Junker'ın 1885'te solunum yoluyla alınabilen kloroformu bulması anestezi işlemini daha güvenilir ve kontrol edilebilir hâle getirdi. Anestezik madde bir şişenin içinde tutuluyor ve seviyesi küçük bir pencere aracılığıyla takip edilebiliyordu. Şırıngalı bir balonla anestezik maddenin içinde hava kabarcıkları oluşturuluyor, bu şekilde elde edilen hava-kloroform karışımı, kauçuk bir tüple ağzı ve burnu kaplayan bir yüz maskesi aracılığıyla hastaya veriliyordu. Aletin üzerinde, kullanan kişinin elbisesine takılmasını sağlayan bir de kanca bulunuyordu.

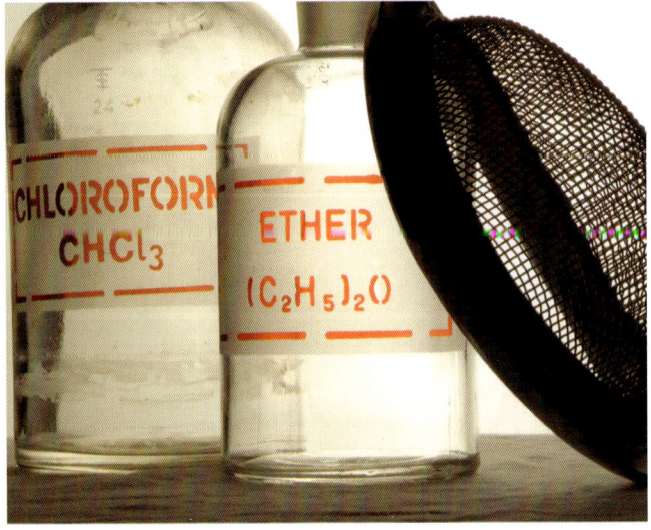

Kloroform ve eter gibi ilk anestezik maddeler bir bez üzerine dökülür ve yüze kapatılan kâse şeklindeki bir elekten solunurdu.

TIP VE SAĞLIK

Mikroorganizmalar ve hastalıklar

Bakteriler üzerinde çalışan bilim dalı olan bakteriyolojinin kökeni de 19. yüzyıla dayanır. Mikrop teorisi, yani bakteriler gibi bazı mikroorganizmaların hastalıklara neden olabildiği düşüncesi, Fransa'da Louis Pasteur (1822-1895) ve Almanya'da Robert Koch (1843-1910) adlı mikrobiyologların çalışmalarıyla ortaya konmuştur.

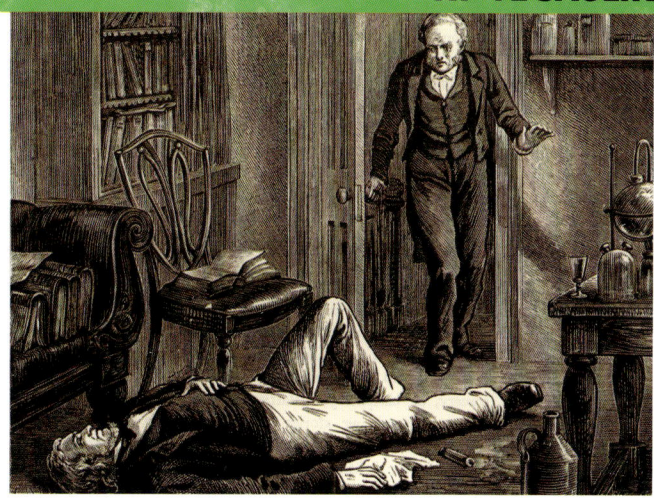

Kloroformla yapılan ilk deneylerden birinde James Young Simpson baygınlık geçiriyor.

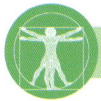

TOPLUM VE BULUŞLAR

Anestezinin ilk dönemleri

Gülme gazı olarak bilinen azot oksit önceleri Amerika Birleşik Devletleri ve İngiltere'de partilerde eğlence için kullanılırdı. Fakat İngiliz bilim insanı Humphry Davy bu gazın hastanelerde ağrı kesici olarak kullanılabileceğini söylemiştir. Davy'nin asistanı Michael Faraday'ın (1791-1867) gülme gazına benzer etkilere sahip eter isimli bir gaz keşfetmesiyle, kısa sürede eter partileri de yapılmaya başladı. Georgia'da (Atlanta) cerrah olan Crawford Long (1815-1878), insanların eter partilerinde yere düştüklerinde acı hissetmediklerini fark etti. 1842 yılında eteri ağrı kesici olarak kullandığı ilk operasyonunu gerçekleştirdi: James Venable adlı bir çocuğa, boynundaki kistleri almak için ameliyat etmeden önce bu gazı verdi. 1846 yılında, ABD'de diş hekimi olan ve aynı zamanda Harvard'da tıp okuyan William Thomas Morton (1819-1868), bir hastaya boynundan bir tümör çıkarılmadan önce eter kullanarak anestezi uyguladı. Operasyon başarılı oldu. Robert Liston (1794-1847) isimli saygın bir İngiliz cerrah bunu duyduğunda, bacak ampütasyonu yapılması gereken bir uşağa eter verdi.

26 saniye gibi rekor bir sürede bacağı kesmeyi başardı. Ameliyat o kadar hızlı ve ağrısızdı ki hasta ameliyatın başladığının bile farkında bile değildi!

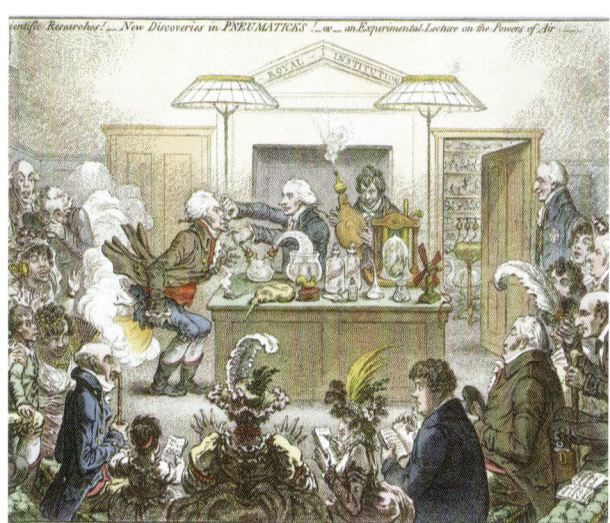

Bu karikatürde Humphry Davy (sağda, elinde körük olan) ve doktor Thomas Garnett, 1802 yılında Londra Kraliyet Enstitüsü'nde bilim insanlarına gülme gazının etkilerini gösterirken resmedilmiş.

15

TIBBIN BİLİMLE BULUŞMASI

1850'li ve 60'lı yıllarda Lille Üniversitesi'nde kimya profesörü olarak çalışan Pasteur'e, Fransız ipek sanayicileri tarafından ipekböceklerinin neden hastalandığı soruldu. Pasteur hastalığa küçük, tek hücreli bir organizma olan protistin neden olduğunu ve olumsuz durumun ancak sağlıklı böceklerin çiftleşmesiyle önlenebileceğini gösterdi. Pasteur daha öncesinde bazı mikroorganizmaların şarap ve süt gibi bazı yiyecek ve içeceklerde mayalanma sonucu bozulmalara neden olduğunu ortaya koymuştu. Bu sonucu kullanarak, taze ürünleri pişirmeden koruyan, ısıtıp ardından hızla soğutmaya dayalı, pastörizasyon adı verilen tekniği geliştirdi.

Hastalıkların nedeni

Robert Koch bu yöndeki çalışmaları sürdürerek her hastalığa bir tür mikroorganizmanın neden olduğunu gösterdi. Bakterileri agar adı verilen katı jel üzerinde çoğaltmanın yolunu buldu. Ayrıca belirli bir bakterinin belirli bir hastalığa neden olduğunu kanıtlamakta kullanılabilecek bir kurallar kümesi oluşturdu. 1876 yılında çiftlik hayvanlarında ve insanlarda görülebilen bir hastalık olan şarbona çubuk şeklinde bir bakterinin neden olduğunu buldu. Ayrıca 1882 yılında vereme (bir akciğer hastalığı); 1883 yılında koleraya (temiz olmayan suları içmenin sebep olduğu, sindirim sisteminde enfeksiyon oluşturan tropik bir hastalık) neden olan bakteriyi buldu.

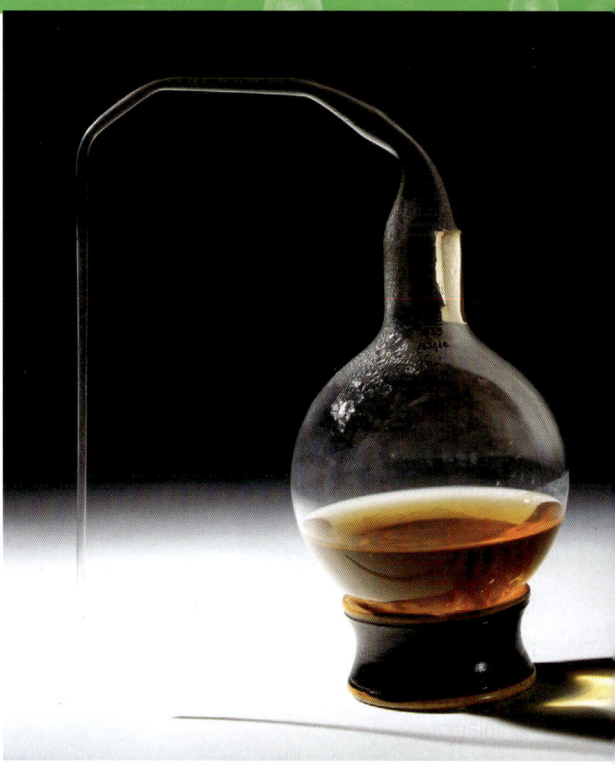

Louis Pasteur mikroplar üzerinde çalışırken bu şişeyi kullanmıştır. Hava ile temas eden besiyeri bozulurken şişedeki steril besiyeri taze kalıyordu çünkü bakteriler kuğu boynunu andıran kıvrık borudan geçip besiyerine ulaşamıyordu.

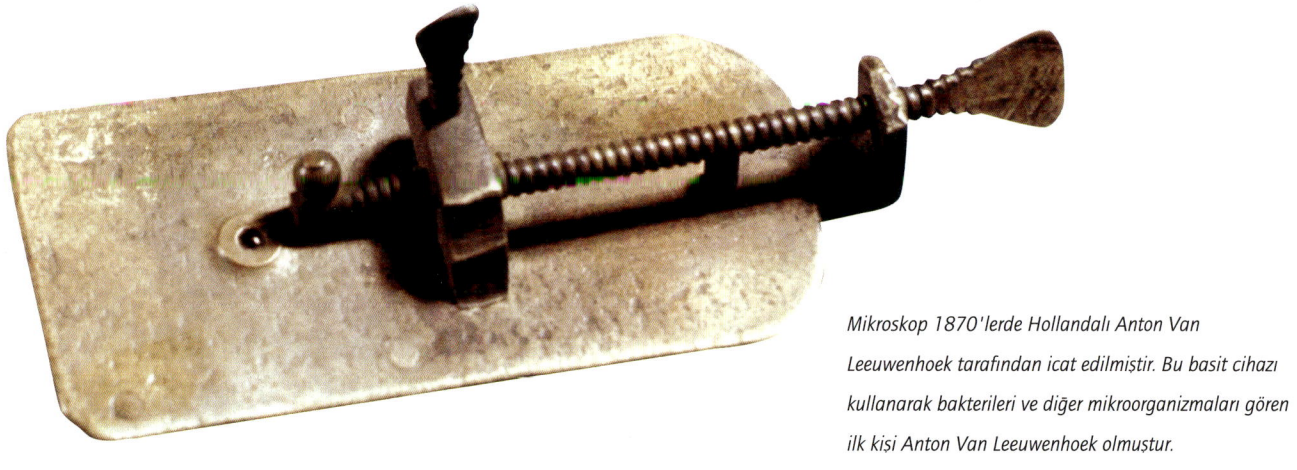

Mikroskop 1870'lerde Hollandalı Anton Van Leeuwenhoek tarafından icat edilmiştir. Bu basit cihazı kullanarak bakterileri ve diğer mikroorganizmaları gören ilk kişi Anton Van Leeuwenhoek olmuştur.

TIP VE SAĞLIK

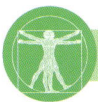

TOPLUM VE BULUŞLAR

Çiçek: en büyük tıbbi zafer

18. yüzyılın sonunda çiçek hastalığı en büyük katil olarak vebanın yerini almıştı. Hastalık vücudun her yerinde, deformasyona neden olan yaralar oluşturuyor ve çoğu zaman hastalanan kişiyi öldürüyordu. Bununla birlikte Çinli doktorlar, insanlarda hastalığın daha zayıf bir formunu (farklı bir suşunu) oluşturarak onları ölümcül olan hastalıktan korumayı öğrenmişlerdi. 18. yüzyıla gelindiğinde bu fikir İngiltere'ye yayılmıştı. İngiltere'nin batısında insanlar benzer bir hastalık olan sığır çiçeğine yakalanan süt sağan kadınların, çiçek hastalığına karşı bağışıklık kazandığını fark ettiler. 1774 yılında Benjamin Jesty adlı bir çiftçi, sığır çiçeğiyle enfekte olmuş iltihap sıvısının küçük bir miktarını eşine ve iki oğluna enjekte ederek onlara çiçek hastalığına karşı bağışıklık kazandırdı. Bu haber yayıldı, sonunda Edward Jenner (1749-1823) adlı bir İngiliz hekim tarafından duyuldu. Jenner daha sonra 20 yıl boyunca süt işçileri üzerinde çalıştı ve 1796 yılında sekiz yaşındaki James Phipps isimli bir çocuğu sığır çiçeği ile aşıladı. James altı hafta sonra çocuğa çiçek hastalığı zerk etti fakat çocuk hastalığa yakalanmadı. Aşı çocuğu çiçek hastalığına karşı bağışık hâle getirmişti.

1966 yılında Dünya Sağlık Örgütü (WHO) çiçek hastalığını yok etmek için bir girişim başlattığını açıkladı. 600'den fazla WHO çalışanı, hastalık salgınlarına hızlıca müdahale etmek için 10 yıl boyunca tüm dünyayı dolaştı. Çiçek hastalığına doğal yollardan yakalanan son kişi 1975 yılında, Rahime Banu adlı üç yaşındaki Hintli bir kız oldu. Uygulanan tedavi hayatta kalmasına yardımcı oldu. Bugün çiçek virüsleri sadece yüksek güvenlikli birkaç laboratuvarda yaşamaktadır.

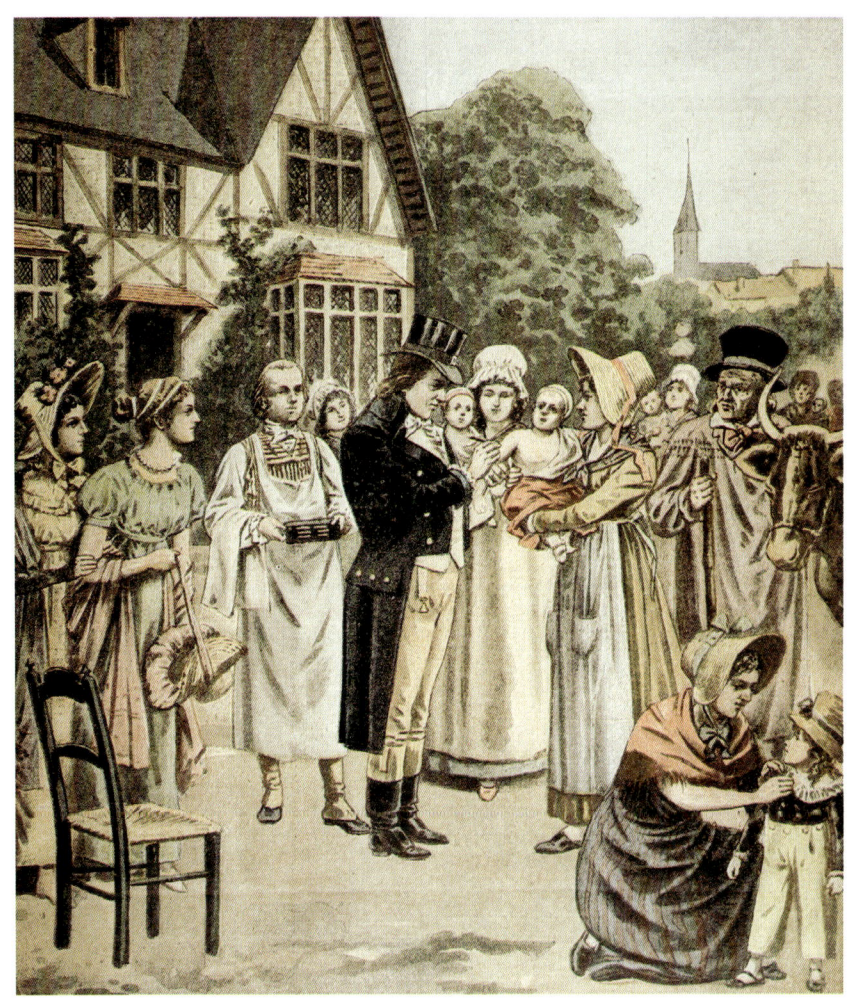

Edward Jenner bir çocuğa kendi hazırladığı çiçek aşısını enjekte ediyor.

TIBBIN BİLİMLE BULUŞMASI

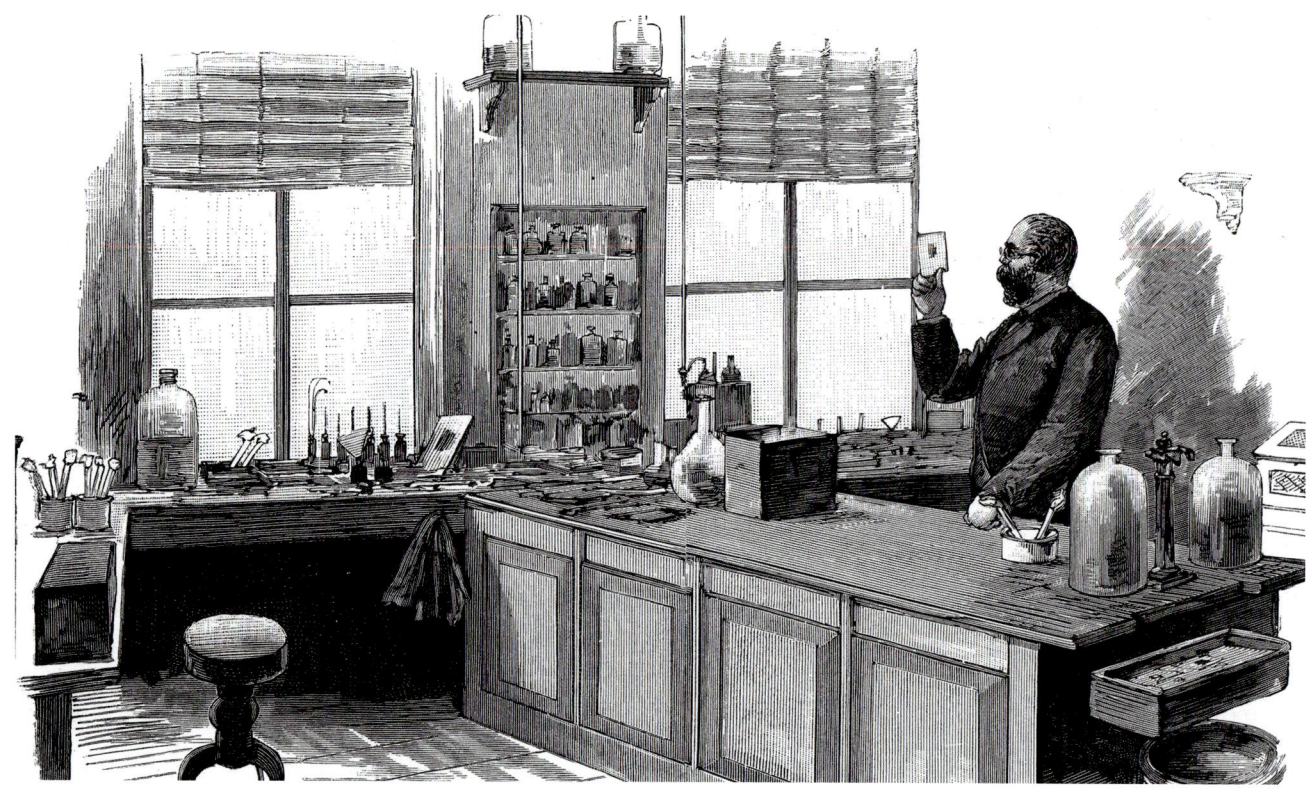

1890'larda, Robert Koch kendi laboratuvarında çalışıyor. Asistanı Julius Petri günümüzde petri kapları olarak bilinen, bakteri örneklerini çoğaltmak (bakteri kültürü) için kullanılan sığ kapları buldu.

Pasteur, Koch'un şarbon deneylerini duyunca, vücuda şarbon bağışıklığı kazandırılmasının mümkün olup olmadığını merak etti. O zamana kadar aşılama ile konrol edilebilen tek hastalık çiçek hastalığı idi.

1880 yılında Pasteur, sinir sisteminin ölümcül bir hastalığı olan kuduzu araştırmaya başladı. Ne yazık ki buna neden olan organizmayı çoğaltamadı çünkü bu etken, bakteri değil bir virüstü. Bu soruna rağmen Pasteur hastalıklı hayvanların omuriliğinden çıkarılan sıvıyı tavşanlara enjekte ederek bir kuduz aşısı yapmayı başardı. Virüsü zayıflatmak için, ölen tavşanların omuriliğini tamamen kurutuyordu.

BİLİYOR MUYDUNUZ?

- Norveçli doktor Armauer Gerard Hansen 1879 yılında, sinirlere zarar veren bir hastalık olan cüzzama yol açan bakteriyi keşfetti.
- Plazmodyum sıtma hastalığına neden olan tek hücreli bir organizmadır ve 1881 yılında Fransız doktor Alphonse Laveran tarafından keşfedilmiştir.
- Hıyarcıklı veba hastalığına neden olan bakteri 1894 yılında İsviçre doğumlu Fransız mikrobiyolog Alexandre Yersin tarafından, Hong Kong'taki bir veba salgını sırasında tespit edilmiştir.
- Cinsel yolla bulaşan bir hastalık olan frengiden sorumlu olan bakteri 1905 yılında mikrobiyolog Fritz R. Schaudinn tarafından bulunmuştur.

TIP VE SAĞLIK

HASTALIKLARLA SAVAŞ

19. yüzyılda birçok doktor hastalarını tedavi etmeden önce ellerini ve aletlerini yıkamanın önemini bilmiyordu. Bu nedenle açık yaralar genellikle enfeksiyon kapıyor ve ampütasyonlara sebep oluyordu. Pasteur'ün yayınlarını okumuş olan Joseph Lister (1827-1912) isimli bir İngiliz cerrah, hastane ortamlarını steril, yani mikropsuz hâle getirmenin enfeksiyonları azaltabileceğini biliyordu. Lister antiseptik -mikropları öldüren madde- olarak karbolik asit kullanmaya karar verdi. Bu madde zaten kanalizasyon atıklarındaki bakterileri öldürmek için kullanılıyordu. Lister antiseptik kullandığı ilk ameliyatını 1865 yılında, bir araba tarafından ezildiği için bacağında çoklu kırık bulunan 11 yaşındaki bir erkek çocuğu üzerinde gerçekleştirdi. Lister yarayı karbolik asitle yıkadı ve alüminyum folyoyla sardı. Cildin asitle yandığı yerler haricinde bacak tamamen iyileşti. Başlangıçta diğer doktorlar Lister'in fikirlerini reddetti. O buna rağmen çalışmalarını sürdürdü ve daha zayıf bir karbolik asit spreyi geliştirdi. Bu spreyi 1871 yılında Kraliçe Victoria'nın ameliyatında kullandı. Lister'in yöntemleri giderek daha fazla rağbet gördü ve yaygın olarak kullanılmaya başladı.

Antiseptikler cerrahi işlemleri çok daha güvenli hâle getiriyor ama mikropları öldürmek için kullanılan güçlü kimyasallar hastanın, cerrahın ve hemşirelerin ciltlerini ve gözlerini tahriş ediyordu. Alman cerrah Ernst Bergmann daha iyi bir çözümün öncüsü oldu: Mikropların hastaya ulaşmasını en baştan engellemek. Aseptik cerrahi denilen bu yaklaşımda ameliyathanedeki her şeyin hasta gelmeden önce iyice temizlenmesi gerekiyordu. Cerrahın elleri ve giysileri iyice yıkanır, cerrahi aletler küçük bir odaya yerleştirilir ve tüm mikropları öldürmek üzere çok sıcak buhardan geçirilirdi. Günümüzde cerrahlar tarafından giyilen steril eldivenler, maskeler ve önlükler ise ABD'li cerrah William S. Halsted tarafından icat edilmiştir.

Joseph Lister, kendi geliştirdiği antiseptik tekniklerini İskoçya'da Glasgow Kraliyet Hastanesi'nde uygulamıştır. Ameliyatlara gömlek, yelek ve papyonla girmiştir.

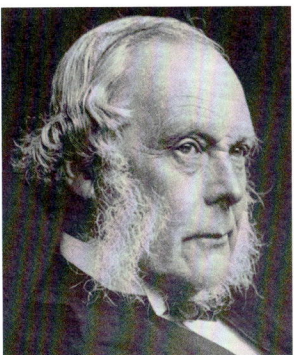

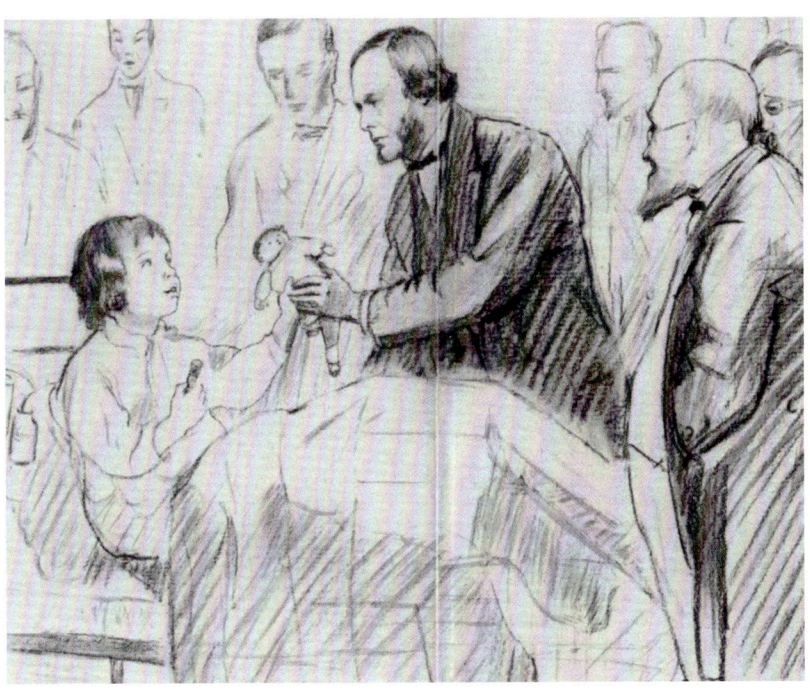

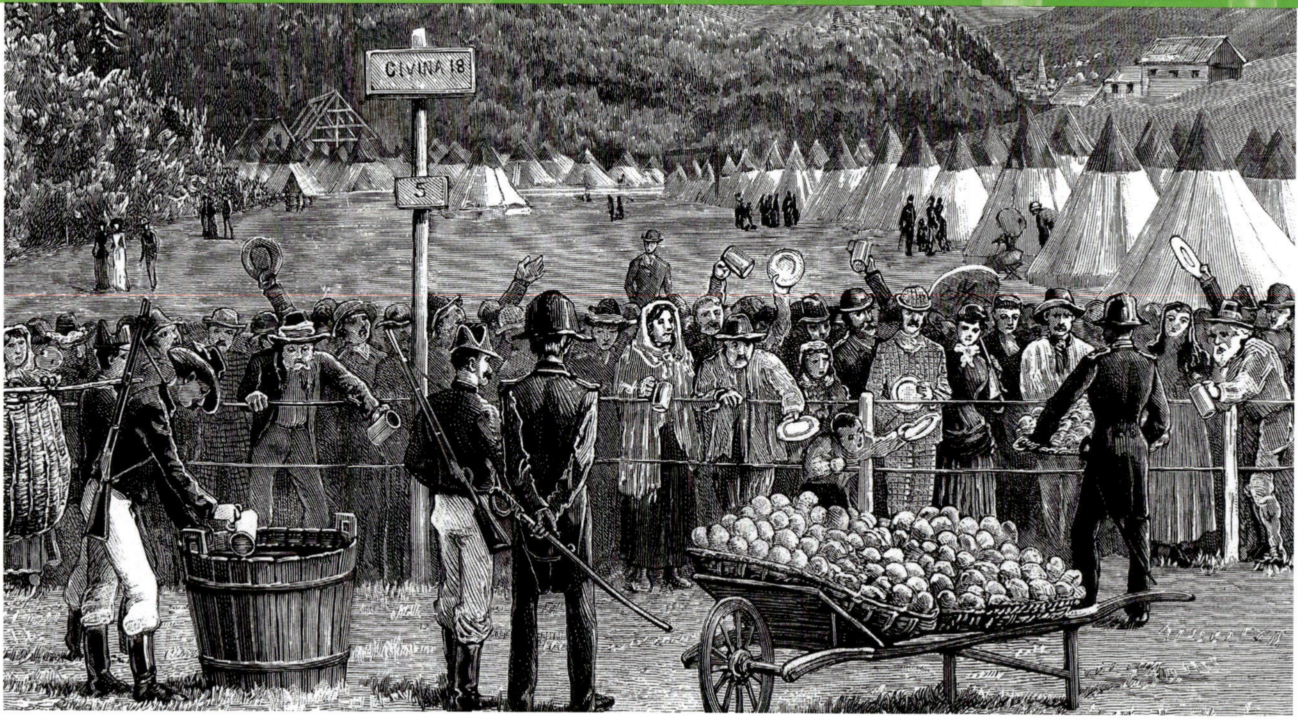

TIBBIN BİLİMLE BULUŞMASI

19. yüzyılda, doktorların hastalıkların nasıl yayıldığını keşfetmelerinden sonra, İtalyan askerlerinin bir kolera salgını sırasında karantina altında tuttuğu insanlar. Karantinadakilere temiz su ve taze meyve veriliyordu.

Köpekler üzerinde test etmiş olmasına rağmen aşının güvenilirliğinden emin değildi ve onu insanlar üzerinde denemek istemiyordu. Ama 1885 yılında, ona kuduz köpek tarafından ısırılmış, dokuz yaşındaki Joseph Meister adlı bir çocuk getirildi. Çocuk, tedavi edilmezse ölecekti. Böylece Pasteur aşıyı denemeye karar verdi. Tedavi 14 gün sürdü ve çocuk kurtuldu.

Pasteur ve Koch'un çalışmaları halk sağlığı alanında da büyük gelişmelere yol açtı. Salgın hastalıkların temizlik önlemleriyle durdurulabileceği anlaşıldı, şehirlerde daha iyi sağlık önlemleri alındı ve gecekondu mahalleleri temizlendi. Sanayi Devrimi'nin neden olduğu aşırı kalabalık sorunu ilk defa İngiltere'de ele alındı ve onu diğer Avrupa ülkeleri takip etti.

PASTEUR'ÜN DENEYİ

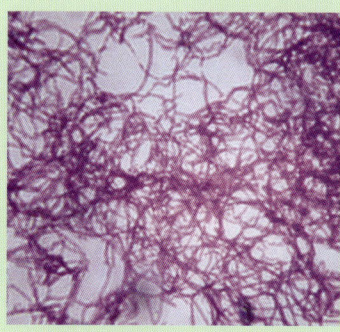

Şarbon bakterisi özellikle çiftlik hayvanlarına saldırır ama insanları da öldürebilir.

1881'de gerçekleştirdiği ünlü deneyinde Louis Pasteur 24 koyun, 1 keçi ve 6 ineği, yeni aşısı ile aşıladı. Aşıyı, şarbon bakterilerini 42°C sıcaklıkta çoğaltıp zayıf ve inaktif hâle getirerek elde etmişti. İki hafta sonra hem daha önce aşıladığı hayvanlara hem de aynı sayıdaki aşılanmamış hayvana aktif şarbon bakterisi enjekte etti. İki günün sonunda, aşılanmış hayvanların hepsi sağlıklıyken aşılanmamış olanlar ölmüştü ya da ölmek üzereydi. Bu deneyin etkileyici başarısı Pasteur'ün ününü arttırırken hastalıkların nedeninin mikroplar olduğu teorisini doğruladı.

TIP VE SAĞLIK

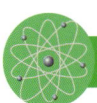

BİLİMSEL İLKELER

Aşı

Vücut sürekli olarak bakteri ve virüs gibi hastalık yapıcı organizmalar (patojenler) tarafından saldırıya uğrar. Bu saldırılara karşı bağışıklık yanıtı adı verilen bir süreç işletir. Patojenlerle savaşırken aynı zamanda, gelecekte bu tür patojenleri daha hızlı tespit edebilmek ve yok edebilmek için bellek hücreleri oluşturur. Aşılar bağışıklık yanıtının bu özelliğinden yararlanır.

1. Doktor veya hemşire, belirli yöntemlerle zararsız hâle getirilmiş patojenlerden yapılmış olan aşıyı, enjeksiyon yoluyla hastanın kan dolaşımına dahil eder. Hastanın beyaz kan hücrelerinin küçük bir kısmında, bu patojene bağlanabilen almaçlar bulunur.
2. Patojene bağlanan beyaz kan hücreleri hızla bölünerek antikor üreten plazma ve bellek hücrelerine dönüşür. Plazma hücreleri kana çok sayıda antikor salar.
3. Antikorlar kalan patojenlere bağlanarak kümeler oluşturur. Bu kümeler daha sonra beyaz kan hücrelerinin bir başka çeşidi olan makrofajlar tarafından toplanarak imha edilir.
4. Bellek hücreleri vücutta yıllarca kalabilir. Gerçek patojenle bir daha karşılaşırlarsa ilk sefere göre daha hızlı bir şekilde bölünüp antikor üretirler, böylece patojen hızla yok edilir. Buna ikincil bağışıklık yanıtı denir.

Sağdaki çizimler, bir aşının vücudun doğal bağışıklık sistemini hastalık saldırılarına karşı nasıl hazırladığını gösteriyor.

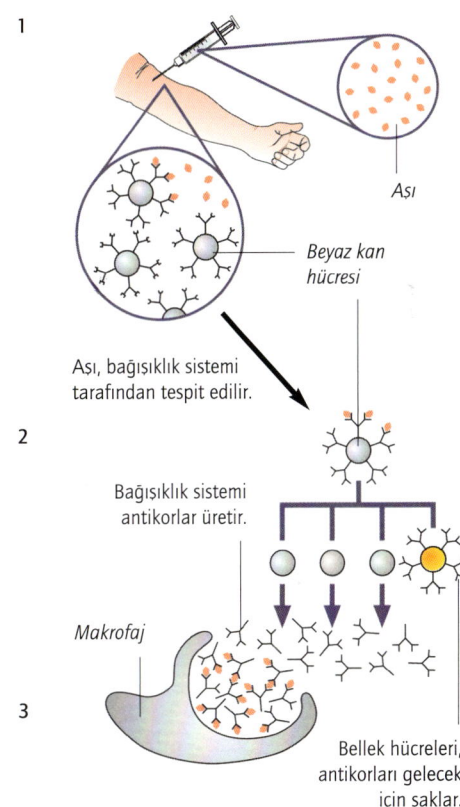

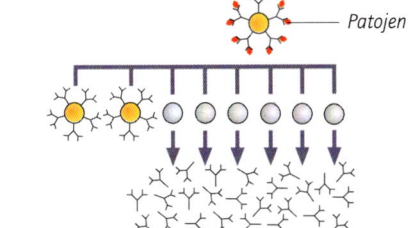

Vücuda gerçek bir patojen girdiğinde bellek hücreleri, antikorları kana salarak vücudu hastalıktan korur.

21

İLAÇLAR

İlaçlar vücudun işleyişine belirli yönde etki eden ve hastalıkların tedavisinde kullanılabilen maddelerdir.

Bazı ilaçlar yiyeceklerin ve içeceklerin içinde bulunur. Örneğin kafein çayda, kahvede ve bazı alkolsüz içeceklerde küçük miktarlarda bulunur ama güçlü etkileri vardır. Beyindeki sinir aktivitesini arttıran güçlü bir uyarıcı ve idrar akışını çoğaltan güçlü bir idrar söktürücüdür. Alkol bir ilaçtır ve fazla miktarlarda alındığında ciddi hastalıklara neden olabilir. Tütün dumanındaki nikotin son derece bağımlılık yapıcı bir ilaçtır. Pek çok hastalığa neden olmasına rağmen sigara kullananlar bu alışkanlıklarını zorlukla bırakabilir. Tıbbi ilaçlar tedavi edici özellik gösterir; vücudu daha sağlıklı hâle getirirler. Penisilin gibi antibiyotikler bakterilerin neden olduğu enfeksiyonları tedavi etmek için alınır. Aspirin gibi, şişlik ve ağrı türü belirtileri gidermek için alınan ilaçlar da vardır.

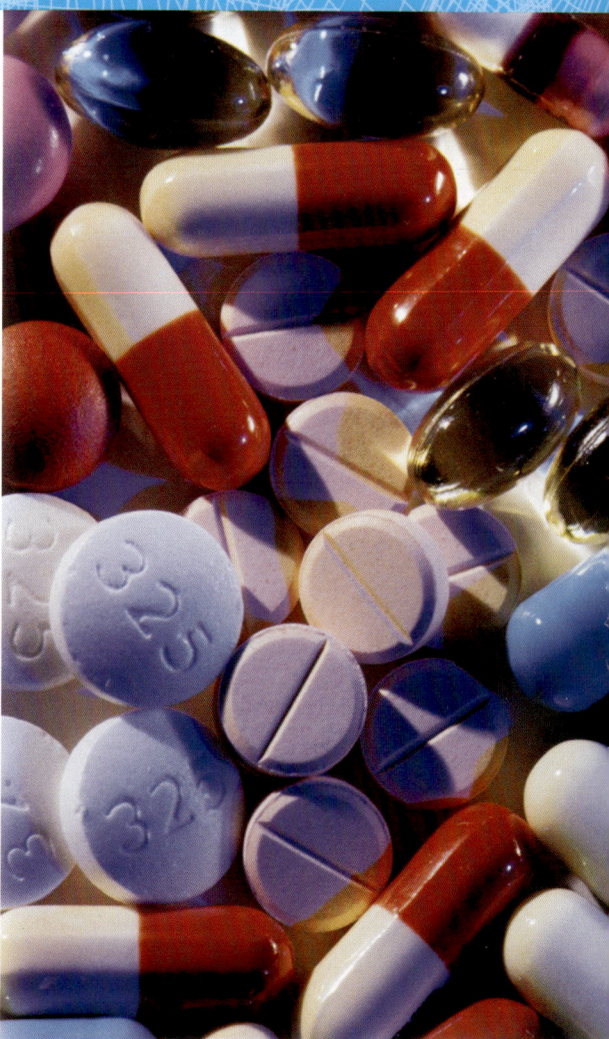

İlaçların kullanımının en kolay yolu hap şeklinde yutularak alınmalarıdır. Haplar, midede çözünerek aktif maddeleri serbest kalan zararsız, tebeşire benzer maddelerden yapılır.

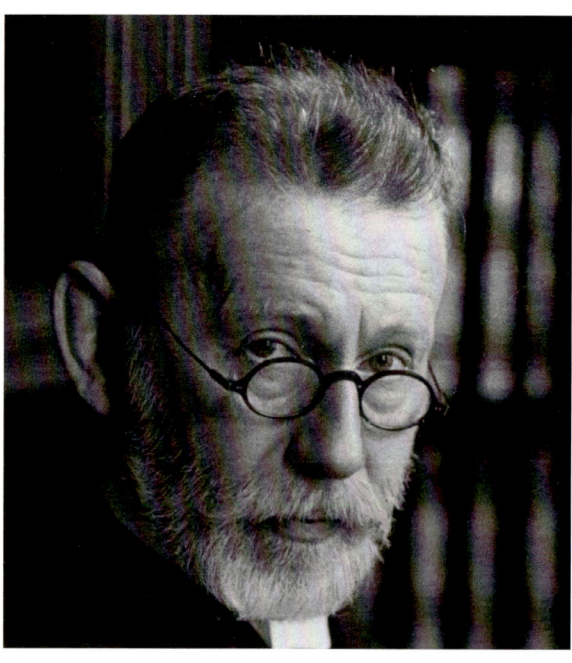

Alman Paul Ehrlich 20. yüzyılın başlarında bakterileri öldüren ilk yapay ilacı geliştirdi.

Sihirli mermi

1890'larda, bir Alman bakteriyolog (bakterileri inceleyen bilim insanı) olan Paul Ehrlich (1854-1915), doğru madde bulunabilirse belirli ilaçların mikropları vücuda yayılmadan önce öldürebileceği yargısına vardı. Buna sihirli mermi teorisi adı verilmişti: Belirli bir kimyasal madde belirli türde hücreyi veya mikroorganizmayı hedef alabilirdi.

KİNİNİN HİKÂYESİ

Bir efsaneye göre, yüksek And Dağları'nda kaybolan bir Güney Amerikalının ateşi yükselmiş. Güney Amerikalı ormanda durgun bir su birikintisine rastlamış ve şiddetli susuzluğunu gidermek için bu acı sudan içmiş. Suyun acılığının sebebi, yakındaki kınakına (yerel adıyala quina quina) ağaçlarının kabuğunda bulunan kimyasal maddelerin suya sızmış olmasıymış. Adam derin uykusundan uyandığında ateşi geçmiş.

Bilim insanları kınakına ağaçlarının birçok türünün kabuğunda kinin adını verdikleri bir ilaç bulunduğunu keşfettiler. Bu ilaç, kan emen sivrisinekler aracılığıyla insana geçen ölümcül bir ateş hastalığı olan sıtmanın tedavisi için kullanılmıştır. Kinin ayrıca toniklerde tatlandırıcı olarak da kullanılır.

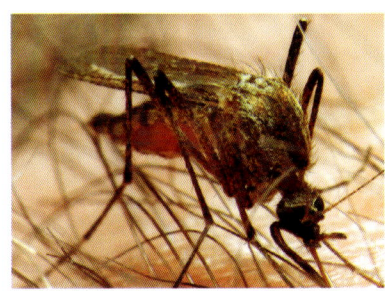

Sıtma, insan kanını emen anofel cinsi dişi sivrisinek aracılığıyla yayılır.

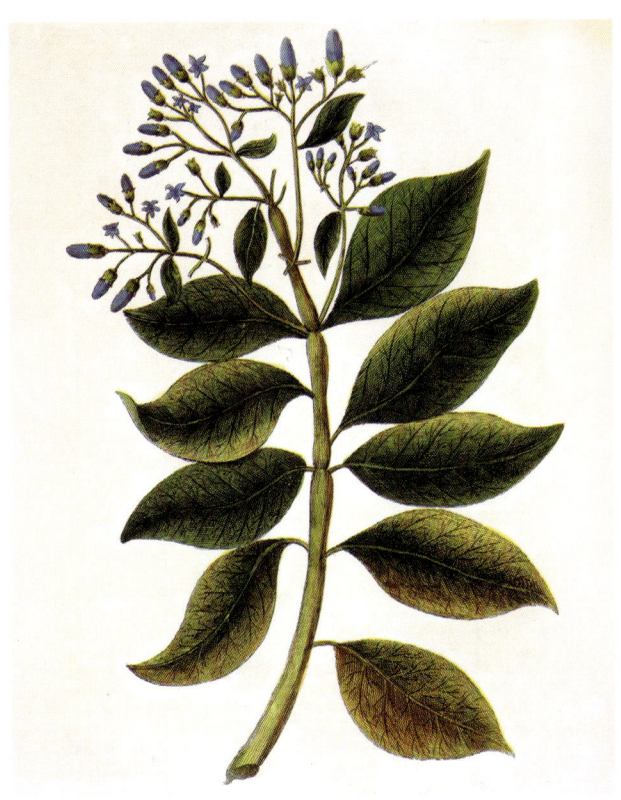

16. yüzyılda Güney Amerika'ya İspanyol fatihler geldi. Altın arıyorlardı fakat modern tıpta kullanılan en yararlı ilaçlardan birini buldular. İşgalciler Amerikan Yerlilerinin, ateşlerini düşürmek için kınakına ağacının kabuğunu çiğnediğini gördüler. İspanyol Cizvit rahiplerinin 1630'larda Avrupa'ya getirdiği ağaç kabukları sıtma tedavisinde yaygın biçimde kullanıldı. Kininli tonik, İngiliz sömürgeciler tarafından Hindistan ve Afrika'da bu hastalığa karşı önlem olarak içildi. 1820'lerde, Fransız kimyager Pierre Joseph Pelletier (1788–1842) ve Joseph Bienaimé Caventou (1795–1877) kinin maddesini ağaç kabuğundan ayrıştırdı.

Birinci Dünya Savaşı (1914-1918) sırasında kinin, askerleri tedavi etmek için kullanıldı. Bu dönemde Almanya'ya kınakına ağacı kabuğu girişi kesildi ve bunun sonucunda Alman kimyagerler yapay kinini geliştirdi. Önce kinakrin adlı bir tür, daha sonra klorokin adlı daha iyi bir tür geliştirdiler. Kininin bazı yapay türleri üretilmeye devam ediyor. Ancak sıtmaya neden olan parazit yapay kininin birçok türüne dirençli hâle geldiği için yeni kinin türlerinin bulunması gerekiyor. Doğal kinine karşı benzer bir direnç gelişimi olmadığından doğal kinin sıtmayla savaşta hâlâ kullanılıyor.

Tedavi edici kimyasal maddelerin en yoğun olduğu yer, kınakına bitkisinin ağaç kabuğunun iç kısmıdır. Bu bitki kininin yanı sıra kalp ritminin düzenlenmesine yardımcı bir madde olan kinidini de üretir.

İLAÇLAR

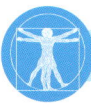

TOPLUM VE BULUŞLAR

Doğum kontrol hapı

Son 50 yılda toplum üzerinde büyük bir etkiye sahip ilaçların bir grubu da doğum kontrol haplarıdır. Bunlar türlerine bağlı olarak her ayın üç veya dört haftası boyunca ya da her gün alınan ve gebeliği önleyebilen ilaçlardır. Doğum kontrol hapları ilk olarak 1950'lerin sonunda geliştirildi. Bu ilaç yapay progesteron, yani gebe kadınların vücudunda üretilen bir kimyasal madde içerir ve yumurtalıklardan yumurta salınmasını önler. Birçok uzman doğum kontrol haplarını 1960'larda Batı toplumlarında gerçekleşen büyük toplumsal değişimlere neden olan önemli faktörlerden biri olarak görür. Kadınların çocuk sahibi olup olmayacaklarına veya ne zaman çocuk sahibi olacaklarına karar verebilmeleri, kendi hayatları üzerinde denetim sahibi olmaları yönünde büyük bir etki oluşturmuştur.

Ehrlich cinsel temasla bulaşan bir hastalık olan frengi ile özellikle ilgileniyordu. Hastalara enjekte edildiğinde frengiye neden olan bakterileri öldürebilecek yapay bir kimyasal madde aramaya karar verdi. Japon yardımcısı Sahachiro Hata (1873-1938), bu özelliğe sahip bir madde bulana kadar 600'ün üzerinde kimyasal madde denedi. Bu, 1910 yılında Salvarsan adıyla satılan ilk yapay "sihirli mermi" idi. Salvarsan işe yarıyordu ama tedavi sürecinde bir dizi ağrılı enjeksiyon yapılmasını gerektiriyordu. Daha sonra penisilin tabletlerinin frengi tedavisinde çok daha etkili bir yol olduğu kanıtlandı.

Sülfonamidler ve penisilin

1920'lerde ve 1930'larda pek çok bilim insanı, zatürre (pnömoni) ve verem (tüberküloz) gibi yaygın ve yaşamı tehdit eden bulaşıcı akciğer hastalıklarına karşı kullanılabilecek sihirli mermiler aradılar. Ne yazık ki bunu sağlayacağı umulan birçok kimyasal maddenin ya insan hücrelerine zararlı olduğu ya da bakteriler çoğalmaya başladıktan sonra etkili olmadıkları ortaya çıktı.

BİTKİSEL REÇETELER

İlaçlar binlerce yıldır bizimle birliktedir. Çin'de bitkiler 5000 yılı aşkın süredir tıbbi amaçlarla kullanılmaktadır. MÖ 1500'lerde Antik Mısırlılar ağaç reçinelerini ve bitki özsularını birçok rahatsızlığın tedavisinde kullanıyorlardı. Kuşkusuz bu ilaçların bazıları işe yaramıştır ve günümüzde de kullanılmaktadır. Ama örneğin hastaları kusturmak için onlara çöpleme otu (zehirli bir bitki) vermek gibi bazı uygulamalar kesinlikle zararlıdır. Antik Yunan doktorlarından Pedanius Dioskorides'in (MS 40-90) 500'den fazla bitkisel reçete içeren bir kitabı vardır. Batı uygarlığının karanlık çağları olan yaklaşık MS 500 ile MS 1100 yılları arasında tıp bilimindeki ilerlemeler Doğu kültürlerine geçmiştir. Müslüman doktorlar şifalı otlar listesine yeni eklemeler yaparken ilk kimyagerler olan simyacılar etken maddeleri bitkilerden ayrıştırmanın, arındırmanın ve uygulamanın daha iyi yollarını buldular. Böylece tedaviler daha etkili hâle geldi. Bununla birlikte 19. yüzyıla kadar ilaçların kullanımı kesin bir bilim olarak görülmedi.

TIP VE SAĞLIK

SITMANIN BULAŞMASI

Sıtma hastalığına tek hücreli küçük bir parazit olan *plazmodyum*un çeşitli türleri neden olur. Hastalık kanı emen dişi sivrisineğin ısırmasıyla yayılır.

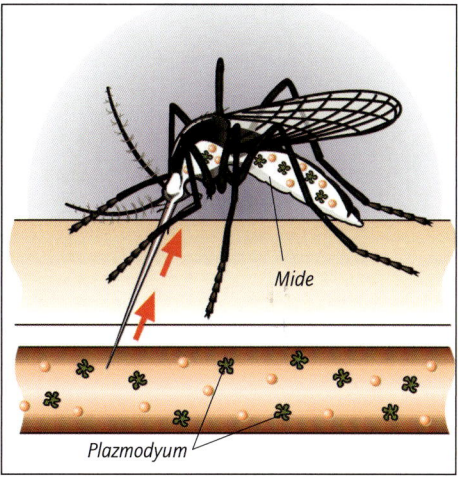

1 Sivrisinek hastalık taşıyan bir insanın kanını emerken sıtma parazitlerini de alır. Plazmodyum sivrisineğin midesinde çoğalır.

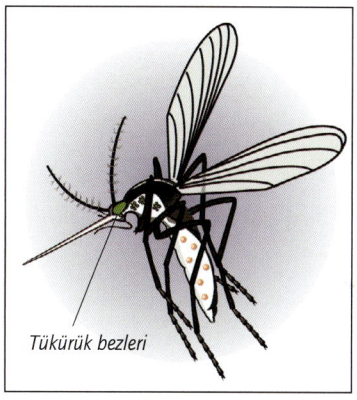

2 Plazmodyum sivrisineğin tükürük bezlerine yerleşir.

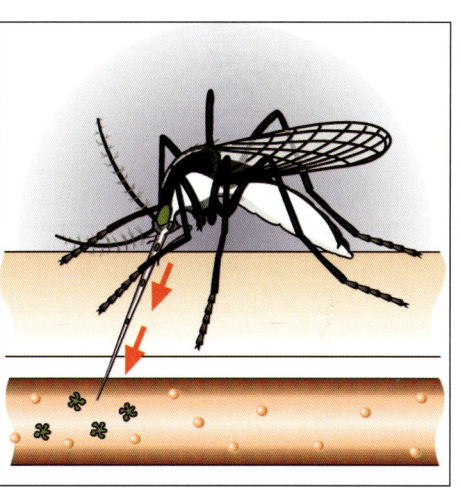

3 Sivrisinek başka bir insanı ısırdığında plazmodyum sivrisineğin tükürüğüyle birlikte kişinin kanına geçer.

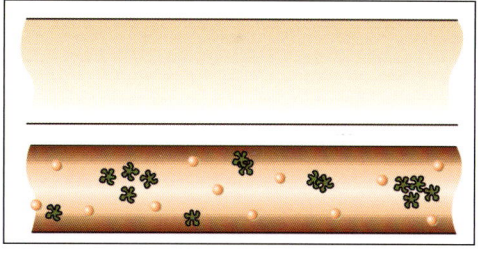

4 Plazmodyum kan dolaşımıyla karaciğere gider, orada çoğalır ve parazit kümeleri oluşturur. Bu kümelerin patlamasıyla yeni plazmodyum hücreleri ortama salınır, bunlar da kırmızı kan hücrelerine girerek orada çoğalır. Kırmızı kan hücrelerinin yırtılmasıyla bir ateş nöbeti ortaya çıkar ve ortama daha fazla plazmodyum salınır. Bunun sonucunda da daha fazla kan hücresi enfekte olur. İşgal, çoğalma ve hücre patlatma döngüsü devam ederek dönemsel yüksek ateş nöbetlerine neden olur.

Sıtmadan korunmanın en iyi yolu sivrisineklerin ısırmasını önlemektir. Sivrisinekler geceleri aktif olan böceklerdir. Bir cibinlik içinde uyumak böceklerin size ulaşmasını engelleyecektir. Ayrıca cilde uygulanan kovucu kimyasallar da ısırmaları durduracaktır. Sivrisinek ısırığı olması durumunda paraziti öldürmek için sıtma ilaçları kullanılır.

İLAÇLAR

1932 yılında Alman bakteriyolog Gerhard Domagk (1895-1964), kan zehirlenmesine neden olan bir bakteriyi öldüren, prontosil adını verdiği kırmızı bir boya keşfetti. 1930'ların sonunda Fransız, İngiliz ve Amerikalı araştırmacılar, bakteriyel hastalıklara karşı etkili bir dizi benzeri ilaç geliştirdiler. Bunlar sülfonamidler veya sülfon grubu

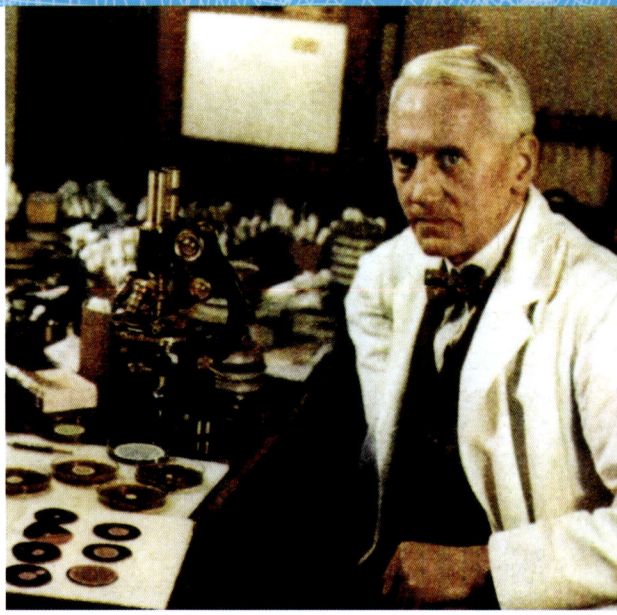

Alexander Fleming'in deney aletlerinde ortaya çıkan küflenme, şans eseri penisilini keşfetmesini sağlamıştır.

HER ŞEY ZİHİNDE

1950'lerden önce akıl hastalıklarının tedavisinde kullanılan herhangi bir ilaç yoktu. 1940'ların sonlarında Fransız cerrah Henri Laborit endişeli hastaları ameliyat olmadan önce sakinleştirebilecek bir ilaç arıyordu. Son derece etkili bir ilaç olan klorpromazini buldu. Kısa bir süre sonra Fransız psikiyatrlar Jean Delay ve Pierre Deniker, şizofreniden ve manik depresyondan muzdarip hastaları sakinleştirmede klorpromazinin çok etkili olduğunu keşfetti. Klorpromazin, akıl hastalarının aşırı davranışlarını kontrol edebilen ve böylece hastaların hastaneden çıkıp toplum içinde yaşamasına olanak veren ilaçların birincisidir (bunlardan toplamda beş altı kadar vardır). 1960'ların sonlarında yalnızca ABD'de yüz binlerce akıl hastası, ilaç programları ile hastanelerden taburcu edildi.

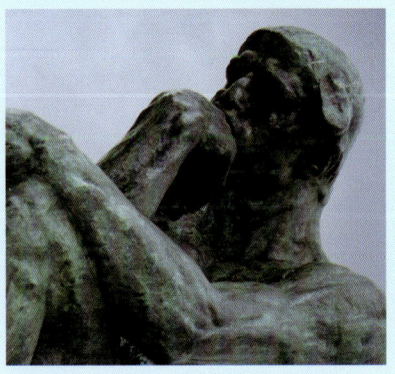

İlaçlar endişeyi ve paranoyayı azaltarak insanların düşünme şeklini ve duygularını değiştirebilir.

ilaçlar olarak adlandırıldı. 1940'lı yılların erken dönemlerinde tedavide bu ilaçlar ön plandayken İkinci Dünya Savaşı (1939-1945) sonrasında bu ilaçların yerini penisilin gibi antibiyotikler aldı.

İngiliz bakteriyolog Sir Alexander Fleming (1881-1955) ilk antibiyotik olan penisilini keşfetmesiyle ünlüdür. Penisilin, bir mantar tarafından doğal olarak üretilen ve bakterileri öldüren veya etkisiz hâle getiren bir ilaçtır. Bir gün Fleming, bakteri kültürü için kullandığı bazı tabaklara bakarken, tabakların birisinde bir küf parçası olduğunu fark etti. Küflü alanın etrafında bakteri kolonileri ürememişti. Küfün ürettiği bir şey bu bakterileri uzak tutuyor gibi görünüyordu. Fleming bir dizi deney sonucunda, penisillium küf mantarının menenjit (beyni çevreleyen zarların iltihaplanması) gibi bazı yaygın ve tehlikeli enfeksiyonlara sebep olan bakterileri öldüren bir madde ürettiğini buldu.

Fleming penisilin adını verdiği bu ilaçla ilgili deneylerine devam etti. Penisilinin fareler gibi laboratuvar hayvanları için zararlı olmadığını

TIP VE SAĞLIK

gösterdi. Hatta bir miktar küf özü kullanarak bir meslektaşındaki göz enfeksiyonunu başarıyla tedavi etti.

Fleming bu ilaç üzerinde daha fazla çalışma yapmadı. Fleming'in çalışmaları, İngiltere'de, Oxford Üniversitesi'nde, İngiliz biyolog Sir Howard Florey (1898-1968) ve Almanya doğumlu biyokimyacı Ernst Chain (1906-1979) liderliğindeki bilim insanları tarafından ilerletildi. Bu araştırmacılar 1939 ile 1940 yılları arasında penisilini saflaştırmayı başarmış, etkinliğini fareler ve insanlar üzerinde test etmişlerdir.

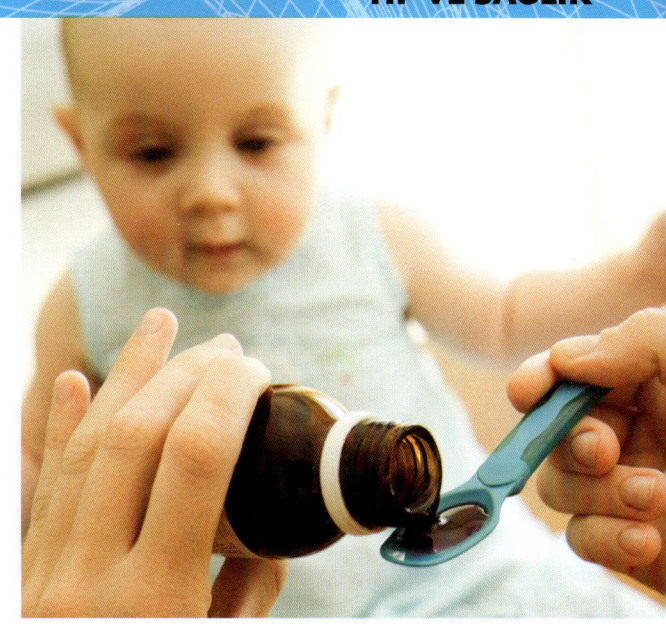

Antibiyotikler, vücutları bakterilerin saldırılarına karşı daha fazla risk altında olan bebeklere sıklıkla verilir.

BİLİMSEL İLKELER

Antibiyotikler

İki tür antibiyotik vardır ve bunların hastalık yapıcı bakterilere saldırma şekli farklıdır. Bakteriyostatik antibiyotikler bakterilerin çoğalmasını önleyerek vücudun bağışıklık sistemine hastalığı ortadan kaldırmak için zaman kazandırır. Penisilin gibi bakterisit antibiyotikler ise bakterileri doğrudan öldürür.

1. Bakterisit antibiyotikler bakterilerin hücre duvarlarını tahrip eder. Böylece bakteri hücresinin dış etkenlere karşı oluşturduğu koruma ortadan kalkar ve hücre çözülmeye başlar.
2. Bunun sonucunda hücrelerin içine su girer.
3. Su ile şişen bakteri patlar.

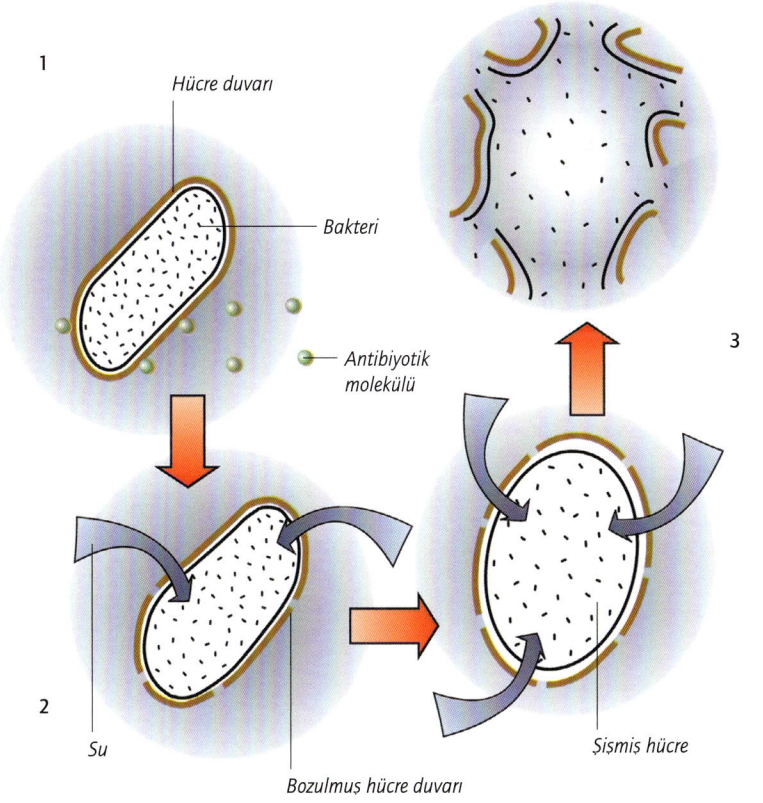

İLAÇLAR

Ancak ilacı çok küçük miktarlarda üretebiliyorlardı, savaş zamanı olduğu için para ve kaynaklar kısıtlıydı. Çalışmalarına maddi kaynak bulmak ve büyük miktarlarda penisilin üretmek için Amerika Birleşik Devletleri'ne gittiler. 1944 yılında, Avrupa'daki savaşın sonuna doğru, enfeksiyon tehlikesi bulunan yaralı askerlerin hepsini tedavi etmeye yetecek kadar penisilin vardı.

Kısa bir süre sonra penisilinin, kan zehirlenmesine neden olan yaygın türler de dahil olmak üzere geniş bir bakteri yelpazesine karşı etkili olduğu anlaşıldı. Sonrasında her tür mikroorganizmaya karşı etkili olan onlarca antibiyotik bulundu hatta bazıları yapay olarak

Ergeçsakalı bitkisi aspirinin doğal bir türünü üretir.

> **BİLİYOR MUYDUNUZ?**
>
> - 1890'larda geliştirilen aspirin ilk gerçek yapay ilaçtır.
> - Ağrılara ve şişliklerle karşı ateş düşürücü olarak, kanı inceltmesi (ve böylece kalp krizini önlemeye yardımcı olması) için ve hatta bağırsak kanserini önlemek amacıyla kullanılır.
> - 1997 yılında doktorlar aspirinin çok nadir de olsa çocuklarda bir beyin hastalığı olan Reye's sendromuna neden olduğunu buldular. Bu nedenle 12 yaşından küçük çocuklara aspirin verilmemelidir.

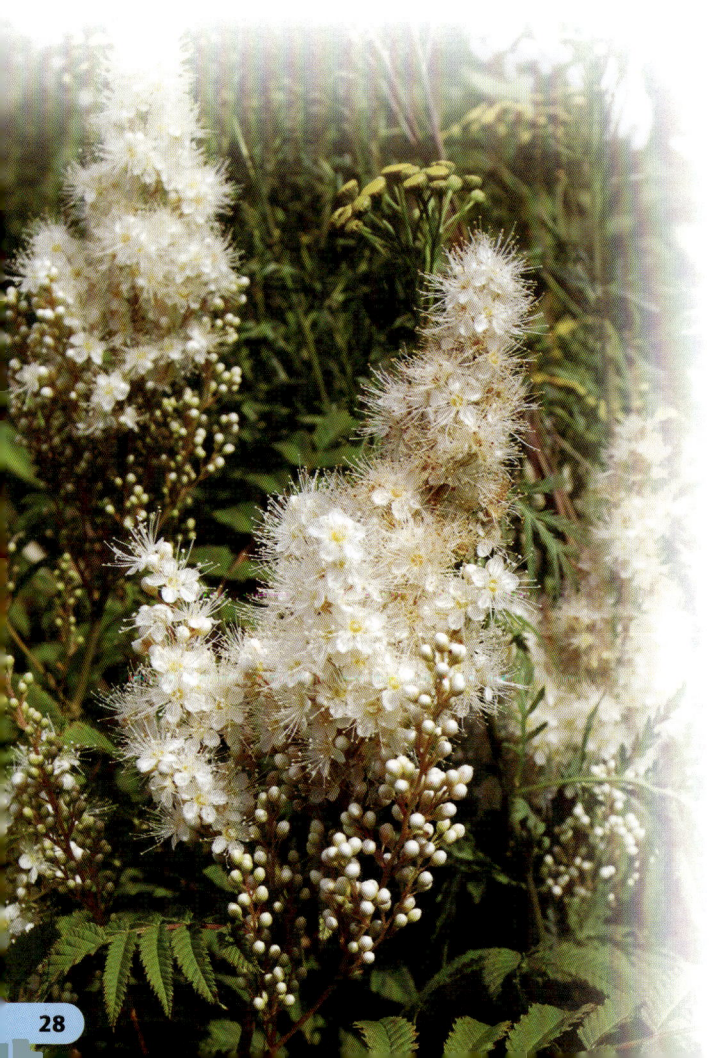

üretildi. Bununla birlikte antibiyotik tedavisinin olumsuz bir yönü de vardır. Antibiyotikler yaygın bir şekilde kullanılmakta hatta çiftlik hayvanlarında enfeksiyonları önlemek için rutin olarak hayvan yemlerine konulmaktadır. Bu sebeple birçok bakteri bazı antibiyotiklere karşı dirençli hâle gelmektedir. Bilim insanları mikroorganizmaların bir adım önünde gidebilmek için yeni antibiyotikler bulmak veya geliştirmek zorundadır. Eğer bunu yapamazlarsa tehlikeli bakterileri öldürmek için hiçbir şeyin kullanılamadığı antibiyotik öncesi günlere geri döneceğiz.

Ağrı kesiciler

Hastalıklarla mücadelenin yanı sıra baş ağrısı, diş ağrısı ve artrit (eklem iltihabı) ağrısı gibi sık görülen ağrıların giderilmesi için birçok ilaç geliştirilmiştir. 1820'lerde İsviçreli bilim insanı Johann Pagenstechter, ergeçsakalı bitkisinde bir ağrı kesici madde buldu. Bu madde daha sonra Alman kimyager Karl Jacob tarafından salisilik asit olarak adlandırıldı. Fransa'da Montpellier Üniversitesi'nde kimya profesörü olan Charles Frédéric Gerhardt (1816-1856) 1853 yılında bu yeni ilacın yapısını keşfetti. Ancak ilaç ne yazık ki mide iç duvarlarını ciddi şekilde tahriş ediyordu ve

TIP VE SAĞLIK

sadece bu yan etkiyi göze alacak kadar şiddetli ağrısı olanlar tarafından kullanılıyordu.

Salisilik asiti kullananlardan biri Herr Hoffman isimli, Almanya'da yaşayan ve ileri düzeyde artriti olan bir hastaydı. Oğlu Felix Hoffman, Bayer İlaç Şirketi'nde çalışan bir kimyagerdi ve babasına yardım etmek için ilaçta değişiklik yapmaya karar verdi. Asetil salisilik asit adı verilen ve babasının yıllar sonra ilk kez ağrısız bir gece geçirmesini sağlayan yeni ilacı buldu. 1899 yılında bu ilaca aspirin adı verildi. Aspirin 1980'li yıllarda yerini asetaminofene bırakana kadar en popüler ağrı kesici oldu.

Aspirin, asetaminofen (parasetamol) ve ibuprofen gibi baş ağrısını ve diğer küçük ağrıları dindiren ilaçların reçetesiz satın alınması mümkündür.

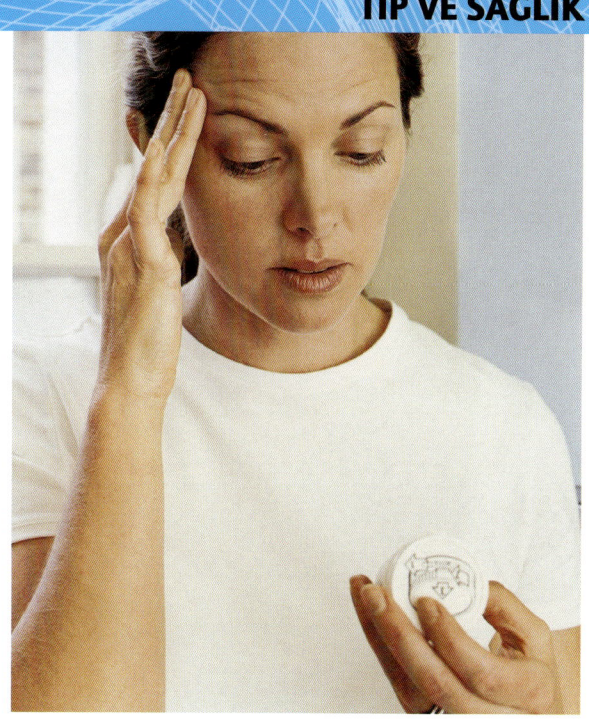

TALİDOMİD TRAJEDİSİ

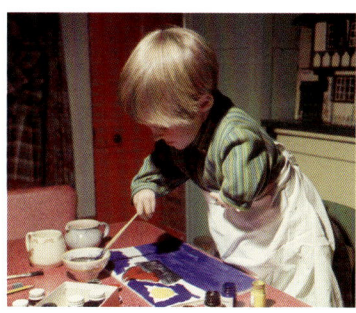

Talidomidden zarar gören birçok çocuk doğumdan kısa bir süre sonra öldü. Hayatta kalanların çoğunun kolları ve bacaklarında yapı bozukluğu vardı.

Almanya'da Chemie Grunenthal ecza şirketinde kimyager olarak çalışan Wilhelm Kunz 1950 yılında, ideal bir uyku ilacı gibi görünen talidomid adında bir madde buldu. İyi etkinlik göstermesinin yanında yan etkileri çok az ya da hiç yok gibi görünüyordu. Ancak 1950'lerin sonlarına doğru yan etki raporları gelmeye başladı. 1961'de Avustralyalı doktor William McBride erken gebelik döneminde talidomid kullanan bazı kadınların çocuklarının kol ve bacaklarında doğum kusurları görüldüğüne ilişkin trajik bilgileri yayımladı. 1962 yılının sonunda ilaç piyasadan çekildi fakat o zamana kadar dünya üzerinde 7500 talidomid mağduru çocuk doğmuştu. Bu süreç, yeni ilaçların test edilmesi için kullanılan yöntemlerin geliştirilmesinin gerekli olduğunu gösterdi. 1962 yılında Amerika Birleşik Devletleri'nde, Ulusal Kongre bu yönde önemli bir tasarıyı kabul etti. İlginç bir şekilde talidomid yeniden kullanıma girdi: 1989 yılında ilacın iki ayrı türü olduğu gösterildi: biri sedatif (uyku verici) etkiye sahipken, diğeri doğum kusurlarından sorumlu olan türdü. Talidomid günümüzde, sinir hasarına yol açan bir enfeksiyon olan cüzzamın tedavisinde, kanser tedavisinde ve bağışıklık sistemi hastalıklarının -vücudun savunma sisteminin işlevsel bozukluklarının- tedavisinde kontrollü şekilde kullanılıyor.

İLAÇLAR

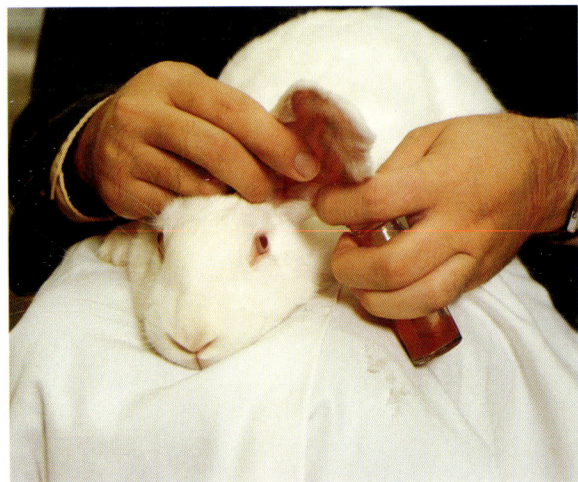

Yeni ilaçlar insan deneklere verilmeden önce hayvanlar üzerinde test edilir. İlacın zararlı olup olmadığını görmek için kan testleri ve diğer gözlemler yapılır.

Yeni ilaçlar bulmak

İlaç şirketleri yarının mucizevi ilaçlarını ararken dört ana yöntem kullanır. Bunlardan ilki faydalı olduğu düşünülen doğal bir maddeyi kullanmak veya taklit etmektir. Günümüzde bu yönde pek az fırsat vardır çünkü geleneksel reçetelerin çoğu zaten incelenmiştir. İkinci yaklaşımda, mevcut bir ilaç kopyalanıp tasarımında küçük değişiklikler yapılarak daha gelişmiş bir ilaç elde edilmeye çalışılır.

Üçüncü yaklaşım, vücudun çalışma biçimi hakkındaki bilgilerden yararlanılarak duruma özel ilaçlar hazırlamaktır. Dördüncü yöntem ise, binlerce organizmayı tarayarak tıbbi açıdan yararlı olabilecek maddeleri tespit etmeye çalışmaktır. Günümüzde ilaç şirketleri, tıpta kullanılabilecek sıra dışı kimyasal maddeler içeren bitkiler veya hayvanlar bulmak amacıyla tropik yağmur ormanlarını ve mercan kayalıklarını taramaktadır. Ancak bulunan her madde hem fırsat hem de tehdit oluşturur. Örneğin, bir mercan kayalığında bulunan süngerden kanseri tedavi edebilen bir ilaç bulunacak ve bu maddenin çok etkili olduğu kanıtlanacak olsa, süngerin neslini tüketmeden ilacın büyük miktarlarda nasıl üretileceği sorusu ortaya çıkar. Genellikle en iyi yolun, doğal maddelere benzeyen yapay kimyasallar oluşturmak olduğu düşünülmektedir. Bunun bir alternatifi de genetik mühendisliği teknikleri kullanılarak kolaylıkla yetiştirilebilen organizmalardan bu tür kimyasal maddelerin çıkarılması olabilir. AIDS ve kanser gibi hastalıklar için giderek artan sayıda etkili ilaç geliştirilmektedir. Gen terapisi teknikleri ile bir gün genetik (kalıtsal) hastalıkların tedavi edilmesi ihtimali bile vardır.

Bilinmeyen etkileri olan maddelerle çalışmak tehlikelidir. Bu nedenle araştırmacılar tedavide kullanılabilecek kimyasal maddeleri incelerken kendilerini ilaca maruz kalmaktan korurlar.

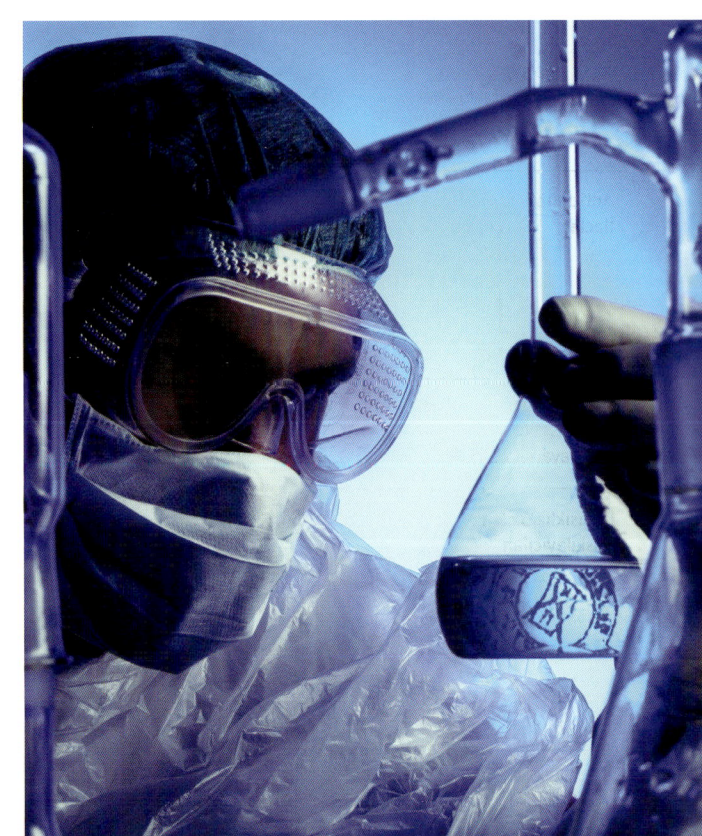

TIP VE SAĞLIK

ANAHTAR

Hastane ilaçları

Aşağıdaki tabloda tipik bir hastanede bulunan bazı ilaçlar gösterilmiştir. Bu ilaçlar birkaç şekilde olabilir. Tabletler sindirim sisteminde çözünür ve ilacın etken maddeleri vücut tarafından emilir. Daha hızlı veya bölgesel etkiler için iğneler kullanılır. Diğer ilaç türleri arasında spreyler, inhalerler (solunum yoluyla alınan ilaçlar), merhemler ve fitiller (anal yoldan kullanılan ilaçlar) vardır.

Tipi	Rolü	Etkisi
Analjezikler (Ağrı kesiciler)	• Aspirin ve ibuprofen gibi narkotik olmayan analjezikler orta dereceli ağrılarda kısa süreli rahatlama için verilir. • Opiyatlar da denen narkotik analjezikler ise (kodein ve morfin gibi) şiddetli ağrılarda kısa veya uzun süreli rahatlama sağlar.	• Narkotik olmayan analjezikler yangı (enflamasyon) olan bölgelerdeki ağrıyı durdurur. • Opiyatlar ağrının beyin tarafından algılanmasını önler ancak kişide uykulu bir hâle neden olur.
Anestezikler (Uyuşturucular)	• Genel anestezikler tüm duyuları kapatır, böylece hastalar bilinçleri kapalı ve hiçbir ağrı hissetmeyecek şekilde büyük ameliyatlara alınabilir. • Lokal anestezikler sadece belirli bir bölgedeki duyu hissini ortadan kaldırır. Örneğin diş hekimleri dişleri bu sayede ağrısız şekilde çekebilirler.	• Genel ve lokal anestezikler sinir sistemini baskılarlar. *Beyin* *Omurilik* *Merkezi sinir sistemi*
Antibiyotikler ve Sülfamidler	• Hastalığa neden olan bakterilerle savaşırlar.	• Antibiyotikler bakterileri öldürür veya çoğalmalarını engeller.
Antitümör İlaçlar	• Hücrelerin kontrolsüzce çoğalması olan kanserin tedavisinde kullanılırlar. Örneğin bir tümörün ameliyatla çıkarılmasından sonra veya kemoterapi (kanserin ilaçlarla tedavisi) sırasında verilirler. *Kanser hücreleri*	• Antitümör ilaçlar, kanser hücreleri de olsa sağlıklı hücreler de olsa (örneğin kemik iliği hücreleri), bölünen tüm hücreleri öldürür. Bu nedenle bu ilaçların ciddi yan etkileri vardır.
Depresanlar (Sinir sistemini baskılayan ilaçlar)	• Trankilizanlar stresi ve kaygıyı azaltır. • Sedatifler insanda uykulu bir hâle neden olur.	• Depresanlar sinir sistemini rahatlatır fakat bağımlılık oluşturabilir.
Bağışıklık Sistemi Baskılayıcıları	• İnsanların kendi beyaz kan hücrelerinin vücutlarındaki zararsız hücrelere saldırarak zarar verdiği otoimmün hastalıkları önlemekte kullanılır. • Nakil yapılmış organların vücut tarafından reddedilmesini önlemeye yardımcı olur.	• Bağışıklık sistemini baskılayan ilaçlar beyaz kan hücrelerinin işlevlerini yerine getirmelerini ve çoğalmalarını engeller ancak bu nedenle enfeksiyon ve kanser gelişme riskini de arttırırlar.

TANI VE TESTLER

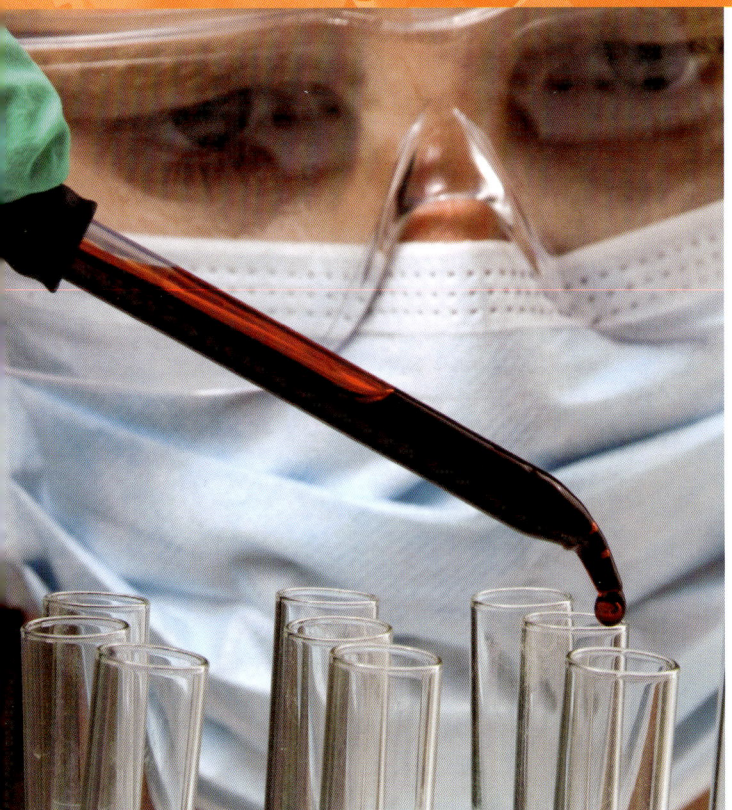

Tanı (teşhis) kişideki hastalığın ne olduğuna ve sebeplerine karar verme sürecidir. Eski zamanlarda tanı mantıksal değerlendirmeler kadar şansa da dayalıydı. Bugün tanılar giderek daha kesin ve güvenilir hâle geliyor.

MS 400'lü yıllarda Çinli doktorlar tanı sanatı ve biliminde eğitilirlerdi. Bir hastalığın tanısını koyarken her bilekten altışar olmak üzere 12 kalp atışı dinlerlerdi. Bu yöntem günümüzde Doğu'daki bazı geleneksel doktorlar tarafından hâlâ kullanılıyor. Doktorlar hastalığı iki güç olarak kabul ettikleri yin (karanlık ve ıslak enerji) ile yang (aydınlık ve kuru enerji) arasındaki dengesizlik olarak görürlerdi. Hastalıklara genellikle, vücutta belirli noktalara iğneler yerleştirilmesine dayanan

Doktorlar hastaların kanından birçok şey öğrenebilir. Kanda bulunan kimyasal maddeler enfeksiyonların, zehirlenmelerin veya genetik sorunların belirtisi olabilir.

akupunkturla veya bitkilerdeki kimyasal maddelerden yararlanılmasına dayanan bitkisel tedavilerle müdahale edilirdi.

Antik Yunan ve Roma'nın tanı ve tedaviye ilişkin görüşleri 12. yüzyıl Avrupa'sında da geçerliliğini büyük oranda koruyordu. Dört salgı teorisi, mizaçlar teorisine dönüşmüş olmakla birlikte hâlâ tanı çerçevesi olarak kullanılıyordu. Örneğin kara safrası fazla olanların melankolik (üzgün veya depresif) olduğu düşünülüyordu. Yunan ve Roma döneminde olduğu gibi tanı zaman alabiliyordu. Avrupalı doktorlar hastalarının öykülerini dinliyorlar, elleriyle kalp atışlarına bakıyorlar ve bazen ayrıntılı fiziksel muayene yapıyorlardı. Tedaviler, hastaya bitkisel ilaçlar verilerek kusturulmasını ve böylece kara safranın uzaklaştırılmasını veya kontrollü kanama ile fazla kanın boşaltılarak sıvıların dengesinin korunmasını içeriyordu.

Yavaş gelişme

Daha karmaşık tanı yöntemleri yavaş yavaş gelişmiştir. İlk mikroskop 17. yüzyılda yapılmıştır. Pisa'da tıp profesörü olan İtalyan biyolog Marcello Malpighi (1628-1694) tarafından kullanılan ilk modeller, kılcal damarlar denen ince kan damarlarını gösterebiliyordu. Fransız kimyacı ve mikrobiyolog Louis Pasteur (1822-1895) ve Alman bakteriyolog Robert Koch'un (1843-1910) bakteriler ve protistler gibi küçük, tek hücreli organizmaları mikroskop kullanarak tanımlamaları ve bunları belirli hastalıklarla ilişkilendirmeleri için yaklaşık 200 yıl daha geçmesi gerekecekti.

TIP VE SAĞLIK

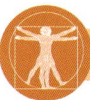

TOPLUM VE BULUŞLAR

Bedensel denge

Eski Hindistan'daki doktorlar vücudun 4 temel maddeden oluştuğuna inanıyorlardı: kan (*rakta*), balgam (*kapha*), safra (*pitta*) ve nefes (*vayu*). Bütün hastalıkların bu gizemli maddelerin dengesizliğinden kaynaklandığını düşünüyorlardı. MS 3. yüzyıldan sonra bu fikir ve Mısırlılardan alınan bazı bilgiler, Antik Yunanlılar tarafından dört sıvı teorisine dönüştürüldü. Yunan doktorlar bir kişinin sağlık durumunu doğanın dört temel elementiyle ilişkili görüyorlardı: Kan hava taşır, sarı safra ateşle doludur, kara safra toprak, balgam ise su içerir. Onlara göre, bütün sıvıların ve elementlerin belirli özellikleri vardır. Mesela balgam soğuk ve nemle bağlantılıdır. Fazla balgam soğuk havayla gelir; soğuk algınlığı ve grip riskini artırır. Tedavi için hastanın sıcak tutulması gerekir.

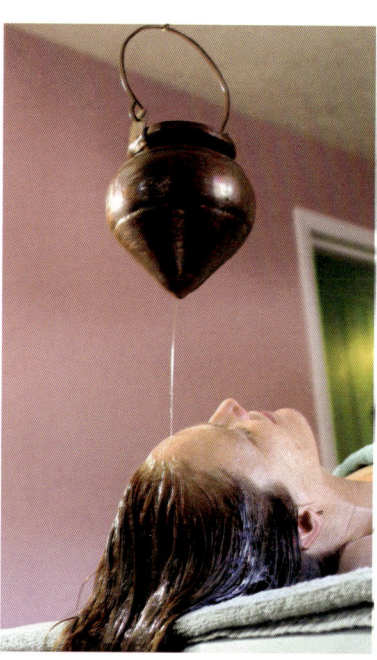

Hint baş masajında ılık yağın akışı ile vücudun rahatlaması ve yeniden dengelenmesi amaçlanır.

TOPLUM VE BULUŞLAR

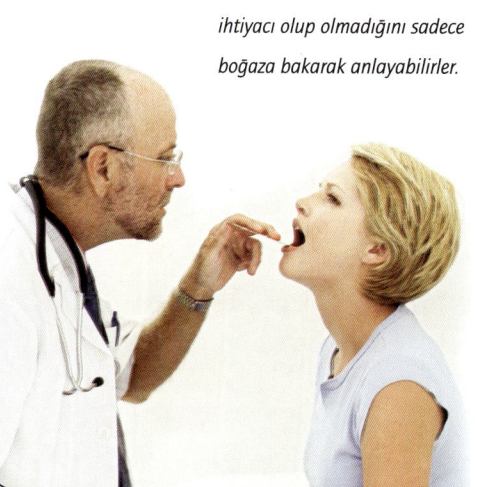

Doktorlar boğaz ağrısının tedaviye ihtiyacı olup olmadığını sadece boğaza bakarak anlayabilirler.

İnsan eli

Günümüzde doktorlara doğru tanı koymakta yardımcı olan gelişmiş tıp teknolojileri bulunuyor. Doku örnekleri güçlü mikroskoplarla gözlemlenebiliyor. Örneklerin içerdiği mikroorganizmalar çoğaltılarak tanı konabiliyor. Vücut sıvılarının ayrıntılı kimyasal analizleri yapılabiliyor, ayrıca vücudun tamamı taranabiliyor. Yine de doktorlar ön tanılarını genellikle hastayı muayene ederek ve sorular sorarak koyuyorlar. Günümüzde bilgisayar tabanlı veri sistemleri ve karar verme programları doktorların daha kesin tanılar koymalarına yardımcı oluyor. Fakat bu yapay destek sistemlerinin hiçbir zaman doktorların yerini almayacağı düşünülüyor.

TANI VE TESTLER

Bir diğer sorun da vücut kimyasının yeterince anlaşılamamış olmasıdır. Birçok hastalığın en iyi tanı yönteminin vücuttaki maddelerin analiz edilmesi olduğu sonradan anlaşılmıştır. Mesela idrarda protein bulunması böbrek sorunlarına işaret eder. 18. yüzyılın sonunda kimya henüz emekleme çağındaydı. Bilim insanları kimyasal maddeler vücuda girdiğinde neler olduğunu ancak 19. yüzyılda araştırmaya başladılar.

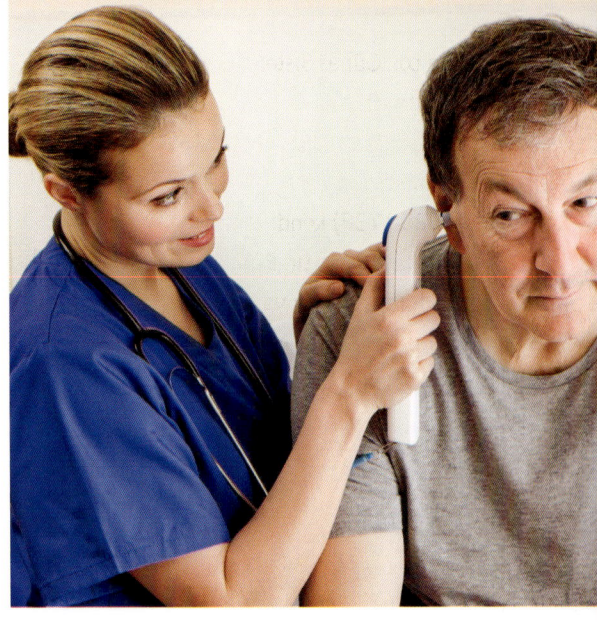

Bir doktor dijital termometreyle hastanın kulağından ateşini ölçüyor. Bu alet birkaç saniye içinde hassas bir ölçüm yapar.

KALP VE BEYİN DALGALARI

20. yüzyılın başlarında bilim insanları ve doktorlar, hastalıkların teşhisinde yararlı olabilecek her türlü fiziksel ve kimyasal özelliği ölçmek konusunda çok istekliydiler. 1903 yılında Hollandalı bilim insanı Willem Einthoven (1860-1927) ilk elektrokardiyogram (EKG) ölçümünü, yani kalbin elektriksel etkinliğinin kaydedilmesi işlemini gerçekleştirmiştir. Telli galvanometre adı verilen çok hantal bir alet kullanmıştır. 1928'den itibaren bu aletin 14 kg ağırlığındaki taşınabilir çeşitleri kullanılmaya başlanmıştır. 1920'lerde Alman biyolog Hans Berger (1873-1941) telli galvanometreyi beyin dalgalarını ölçmek için kullanmıştır. Bu da 1940 başlarında elektroansefalogramların (EEG) gelişmesine yol açmıştır. EEG epilepside (sara), beyin etkinliklerinin kaydedilmesinde ve beyin hasarlarının tespitinde kullanılmaktadır.

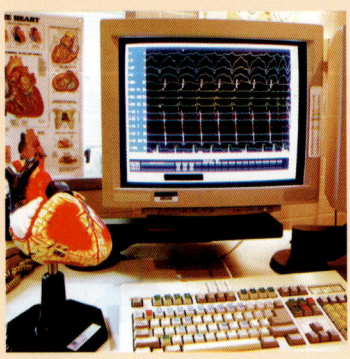

Kalbin elektriksel etkinliği bilgisayarda görüntülenip analiz edilebilir.

Bulgular ve belirtiler

Tanı konusundaki eksiklerine rağmen Avrupa'da tıp 18. yüzyıl sonlarında çok daha bilimsel hâle gelmişti. Doktorlar deneyler yapmayı sürdürüyordu. Daha detaylı gözlemler yapıyor, bulguları (doktorun hastada ne gördüğü veya ölçtüğü) ve semptomları (hastanın doktora neler hissettiği hakkında anlattıkları) daha büyük dikkatle kayıt altına alıyorlardı. 18. yüzyıl sonu ve 19. yüzyıl başlarındaki Sanayi Devrimi metal ve camın yeni kullanım alanlarını ortaya çıkardı. Bu imkânlar tıbbi tanı için kullanılan yeni aletlerin ortaya çıkmasını sağladı.

Alet yapımındaki bu gelişmelere rağmen vücut sıcaklığını ölçen tıbbi termometreler şaşırtıcı derecede yavaş bir gelişim göstermiştir. İtalyan bilim insanları 16. yüzyılın sonlarına doğru hantal termometreler geliştirdiler. Bu bilim insanları

TIP VE SAĞLIK

arasında, daha çok Güneş Sistemi'yle ilgili fikirleriyle tanınan gökbilimci Galileo Galilei (1564-1642) de vardır. 18. yüzyılın başlarında Alman fizikçi Daniel Gabriel Fahrenheit (1686-1736) kendi ünlü sıcaklık ölçeğini tasarlamıştır. Bununla birlikte hızlı ve hassas ölçüm yapan ilk küçük cıvalı termometre, İngiliz doktor Sir Thomas Clifford Allbutt (1636-1925) tarafından 1867'de icat edilmiştir. Bu icadın öncesinde standart termometreler 25 cm'den daha uzundu ve ölçüm yapmaları 20 dakika sürüyordu. Bir süre sonra vücut sıcaklığı ölçümleri tıbbi muayenelerin bir parçası hâline gelmiştir. Yüksek vücut sıcaklığı, birçok hastalıkta ortaya çıkan ateşin açık bir göstergesi olarak görülmektedir.

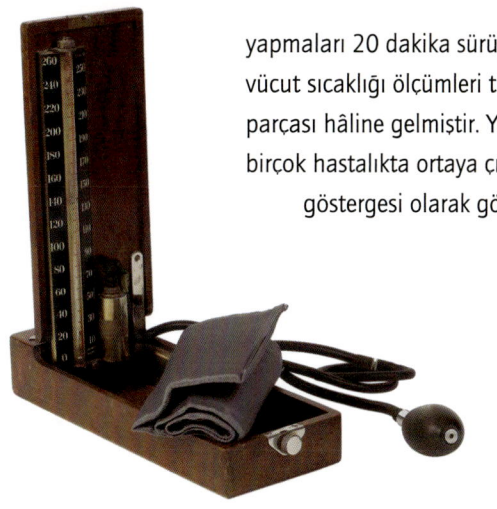

Kan basıncını ölçmekte kullanılan eski bir tansiyon aleti

ENDOSKOPLAR

Endoskop, bir delikten geçerek vücudun iç kısmını görmeyi sağlayan optik araçtır. Bu tekniğin geçmişi 1826'ya dayanır. O tarihte Fransız doktor Pierre Segalas (1792-1875), mum ışıkları yardımıyla mesanenin içine bakabildiği içi boş metal bir tüp tasarlamıştır. 19. yüzyıl boyunca iyileştirmeler devam etmiş fakat endoskopun olgunlaşması fiber-optik teknolojinin gelişmesiyle 1950'lerde ancak tamamlanmıştır. 1965'te İngiltere'de, Reading Üniversitesi'nden Profesör Harold Hopkins, ucunda yer alan nesnelerin net ve büyütülmüş görüntülerini elde edebilen bir endoskop geliştirmiştir.

Günümüzün en karmaşık endoskopları, yüzlerce küçük cam tel (optik lif) aracılığıyla uç kısmına ışık taşıyabilir, bükülebilir ve oldukça uzundur. Bazı aletlerin uç kısımda, alınan görüntüleri bir ekrana aktaran bir kamera bulunur. Ayrıca tanıya yardımcı olmak için doku örnekleri alan forseps gibi cerrahi araçlar, dokuları kesmek ve tümörleri çıkarmak için makaslar, inceleme amaçlı hücre örnekleri toplayan fırçalar ve istenmeyen doku büyümelerini yakan lazerler de bulunabilir. Su ve hava desteği sağlayan tüpler doktorun incelenen dokuyu yıkamasını ve kurutmasını sağlar. Tanı tamamlandıktan sonra endoskop ameliyat sırasında da kullanılabilir. Bu tür ameliyatlar laparoskobik veya invazif olmayan cerrahi olarak adlandırılır. Bunlar ameliyat bölgesinin çevresindeki dokulara verilen zararı azalttığı gibi, hastanın normal ameliyata göre daha hızlı iyileşmesine de olanak tanır.

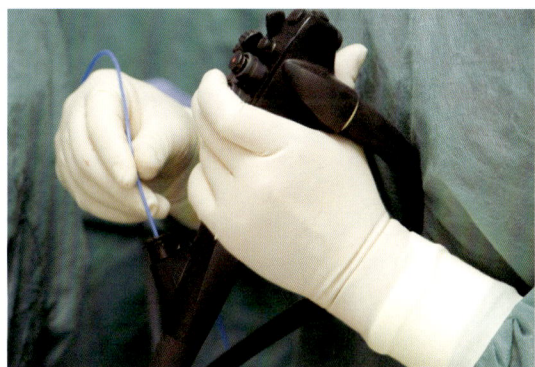

Bir cerrah endoskobun içine bir drenaj (boşaltma) tüpü yerleştiriyor. Aletin tutamağında esnek ucu kontrol etmek için kullanılan çok sayıda düğme vardır.

TANI VE TESTLER

yerini daha sonra ahşap bir alet almıştır. 1852 yılında Amerikalı doktor George P. Cammann (1804-1863) temel tasarıma iki kulak için birer tüp ve kulaklık eklemiştir.

Kasım 1895'te Almanya doğumlu Hollandalı fizikçi Wilhelm Röntgen (1845-1923) yüksek geçişkenlik özelliğine sahip X ışınlarını keşfetti. Daha 1898 yılında İngiliz ordusu, Sudan'daki yaralı askerlerinin kemik kırıklarını teşhis etmek için taşınabilir X ışını (röntgen) ekipmanları kullanıyordu.

Bilim insanları birçok yeni tarama yöntemi geliştirmiştir. Ultrason taraması, çok tiz ses dalgalarının vücut içindeki yapılardan yansımasından yararlanır. Vücudun içinden ilk ultrason görüntüsü Amerikalı doktor Robert Lee Wild tarafından 1952'de alındı. Birkaç yıl sonra İngiliz doktor Ian Donald (1910-1987) ultrasonu rahim içindeki bebekleri görmek için kullandı.

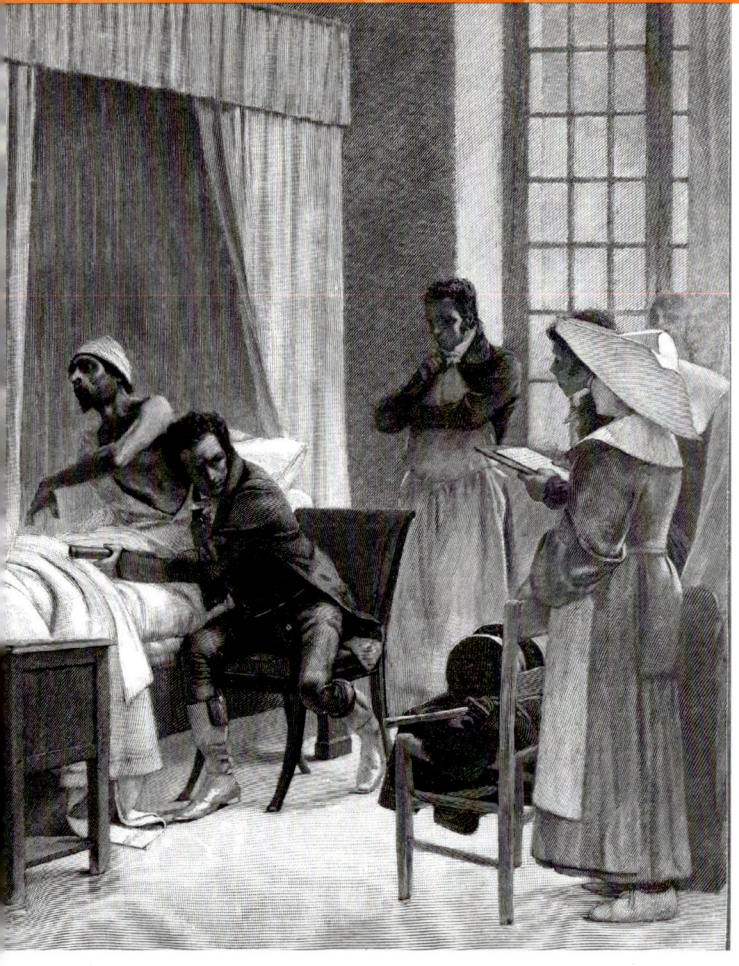

19. yüzyılın başlarında, steteskobun mucidi René Laënnec bir hastanın iç organlarını dinliyor.

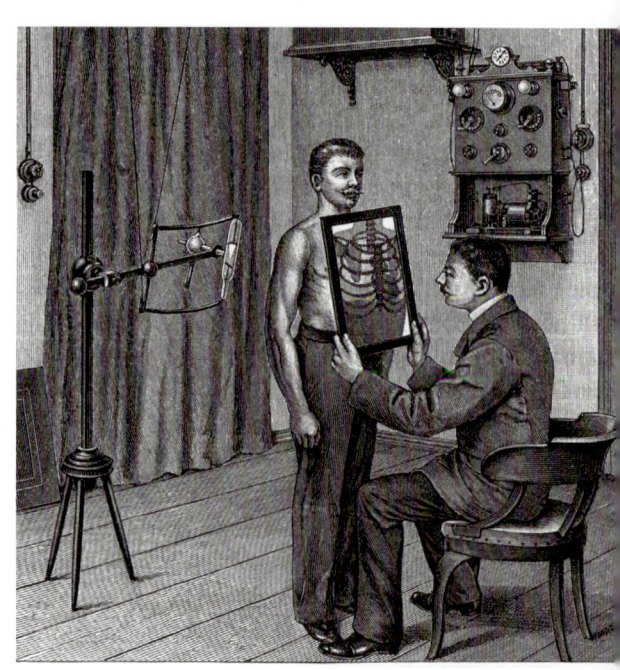

Doktor hastanın göğüs kafesinin içini görmek için ilk X ışını cihazlarından birini kullanıyor. Hastanın arkasından gelen X ışınları hastanın vücudundan geçiyor ve ışığa duyarlı levhada bir görüntü oluşturuyor.

Vücudun içini görmek

Oskültasyon (göğüs kafesinden solunum ve kalp seslerini dinlemek) Antik Yunan dönemine dayanan bir tanı yöntemidir. Bugün tanıdığımız kulaklık, boyunluk ve lastik boru içeren alete steteskop denir. Steteskobun ilk kez Fransız doktor René Laënnec (1781-1826) tarafından 1816 yılında kullanıldığı düşünülmektedir. Laënnec'in çok şişman bir kadını muayene ederken kalp sesini dinlemek için kulağını kadının göğsüne doğrudan yaslamaktansa bir kâğıdı rulo hâline getirip kullandığı rivayet edilir. Bu yöntem beklenmedik derecede etkili olmuştur. Bu kâğıdın

TIP VE SAĞLIK

BİLİMSEL İLKELER

Ultrason

Ultrason (ses ötesi) dalgaları insanların duyabileceğinden daha yüksek frekansa sahiptir. Ultrason dalgaları küçük nesnelerden geri yansır. Bu özellikleri sayesinde iç organların görüntüsünü oluşturmakta kullanılırlar. Ultrason makinesinde yer alan dönüştürücü, genellikle elle çalışan ve vücudun dışında gezdirilen bir parçadır. Bu sayede vücudun içi taranabilir; örneğin, hamile bir kadının karnının içine bakılabilir. Vücuda sürülen jöle katmanı dalgaların geçişini kolaylaştırır. Dönüştürücü, elektrik enerjisini ses dalgalarına çevirir. Vücuttan yansıyan dalgalar da yine dönüştürücü tarafından tekrar elektrik sinyaline çevrilir. Bir bilgisayar bu verileri analiz eder ve sinyallerin yoğunluğuna ve yankıların yönüne göre taranan nesneden görüntü elde eder.

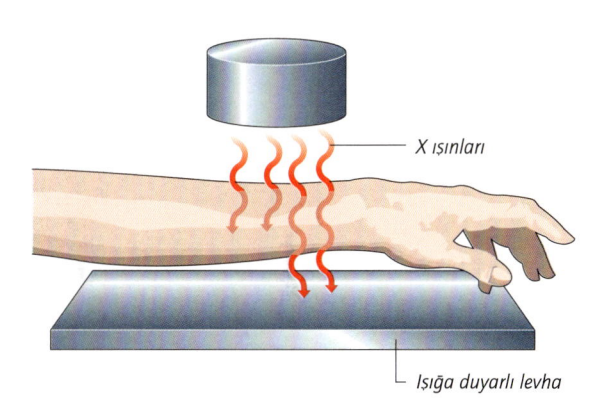

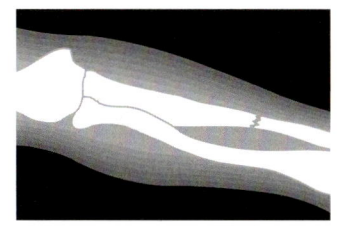

Dönüştürücü

Jel

Işığa duyarlı levha

X ışınları

Bir X ışını (röntgen) filmi görüntüsü

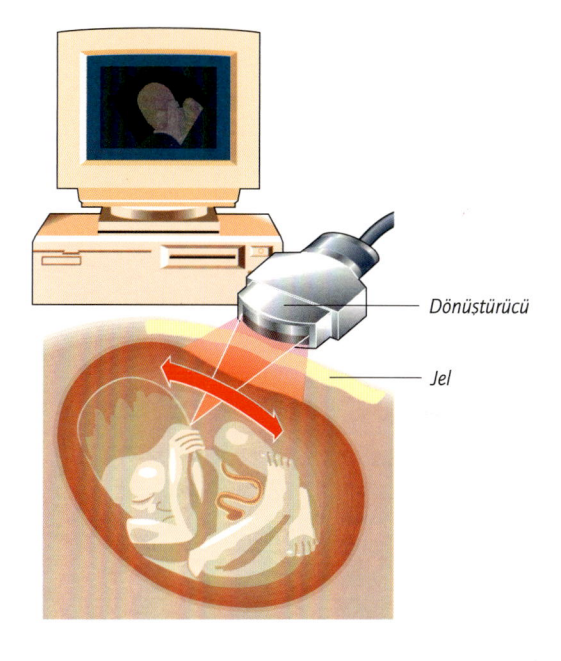

X ışınları ve bilgisayarlı tomografi

X ışını bir elektromanyetik ışıma türüdür. Işığa duyarlı filmleri karartabildiği ve ışığın geçemediği yerlere girebildiği için kemiklerin ve iç organların görüntüsünü oluşturmakta kullanılır. X ışını cihazı (röntgen cihazı), bir demet yüksek hızlı elektronu bir tungsten hedefe çarptırarak X ışınları üretir. Hastanın vücudundan geçen X ışını demeti film levhasının üzerine düşer. Kemikler X ışınlarını büyük ölçüde emer ve filmde beyaz "gölgeler" olarak görülür. Diğer dokular daha az X ışını emer ve gri alanlar olarak görülür. Bilgisayarlı tomografi (CT) ise vücuttan bir dizi kesit hâlinde X ışını görüntüleri elde etmeyi sağlar. Bu aletlerde fotoğraf filmleri kullanılmaz; elektronik alıcılar X ışınlarının geçişini algılayarak verileri doğrudan bilgisayara gönderirler. Bilgisayar taranan organların kesit görüntülerini üç boyutlu görüntü hâline getirir.

TANI VE TESTLER

BİLİYOR MUYDUNUZ?

- Tanı koymanın ilk aşaması hastanın şikâyetlerini dinlemek ve tıbbi öyküsünü gözden geçirmektir.
- Doktor, hastanın fiziksel muayenesini yaptıktan sonra olası hastalıklarla ilgili tahminlerde bulunur.
- Tanıyı netleştirmek için doku, kan ve idrar gibi örneklerin alınıp laboratuvar testine gönderilmesini isteyebilir.

1972'de, Amerikalı fizikçi Allan MacLeod Cormack ile yine Amerikalı bir bilgisayar uzmanı ve mühendis olan Godfrey Newbold Hounsfield, X ışını ve bilgisayar teknolojilerini birleştirdiler. Geliştirdikleri teknik, bilgisayarlı tomografi (CT) olarak adlandırıldı. Bu teknik geleneksel X ışını yönteminden yüz kat daha hassastı ve küçük bir tümörü ya da kan pıhtısını tespit edebiliyordu. CT, Pozitron Emisyon Tomografisi (PET) gibi diğer tarama yöntemlerine giden yolu açtı. Bu teknik beyin etkinliğinin saniye saniye izlenmesine olanak verir. Akıl hastalıkları araştırmalarında ve beyin tümörlerinin yerlerinin tespit edilmesinde oldukça yararlıdır.

1977'de Amerikalı fizikçi Raymond Damadian, insan vücudunun içini görüntülemek için ilk kez Manyetik Rezonans Görüntüleme (MRI) olarak adlandırılan yöntemi kullandı. MRI yönteminde X ışınları ya da radyoaktif maddeler kullanılmaz, bu nedenle bu yöntem güvenlidir. Kas ve sinir gibi yumuşak dokulardaki hasarların görüntülenmesinde etkilidir ve PET'e benzer şekilde dokulardaki biyolojik etkinliklerle ilgili bilgiler verir. Ne yazık ki PET, BT ve MRI gibi modern tarama yöntemlerinin maliyeti oldukça yüksektir ve bunlar sadece büyük hastanelerde uygulanabilir. Yoksul ülkelerde doktorlar daha eski ve daha ucuz yöntemleri kullanmaya devam etmektedir.

BİLİMSEL İLKELER

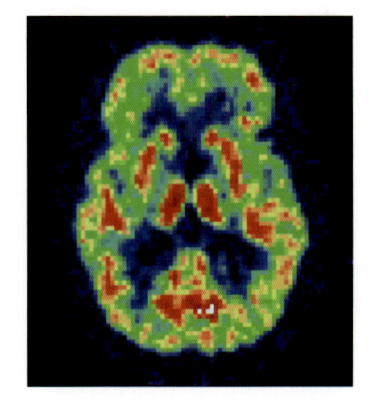

PET taraması beynin hangi kısımlarının etkin olduğunu gösterir. Böylece doktorlar beynin hangi bölümlerinin vücudun hangi kısımlarını kontrol ettiğini görebilirler.

Pozitron emisyon tomografisi

Pozitron emisyon tomografisi (PET) yönteminde hastanın kafası halka şeklinde bir dedektörün içine yerleştirilir. Pozitron (pozitif yüklü elektron) yayan hafif radyoaktif bir madde hastaya enjekte edilir. Radyoaktif madde beyin gibi vücudun biyolojik olarak etkin kısımlarında toplanır. Pozitronlar beyin dokusunda elektronlarla çarpıştıklarında kısa dalga boylu bir elektromanyetik dalga türü olan gama ışınları yayarlar. Dedektörler bu ışınların ortaya çıktığı noktaları belirler. Bilgisayar bu verileri analiz ederek beynin kesit görüntülerini ve sonra da üç boyutlu görüntüsünü üretir. PET tarayıcıları, yapısal bilgilerin yanında işlevsel bilgiler de verir. Örneğin bir kişi çalışırken, dinlerken, okurken veya uyurken beyninin hangi kısımlarının etkin olduğunu gösterebilir. PET taraması sıklıkla tümörleri ortaya çıkarmak ve akıl hastalarında beynin işlevlerini incelemek için kullanılır.

TIP VE SAĞLIK

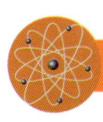

BİLİMSEL İLKELER

Manyetik rezonans görüntüleme

Manyetik rezonans görüntüleme (MRI) hidrojen atomlarının güçlü bir manyetik alan içerisinde rezonansa (titreşime) girerek radyo dalgaları yayması özelliğine dayalı bir tekniktir. Hasta, büyük ve içi boş bir mıknatısın içindeki platformun üzerine uzanır. Platformun açısı görüntülenmesi istenen vücut alanına göre ayarlanabilir. Manyetik alan vücuttaki hidrojen atomlarında bulunan ve normalde rastgele yönelmiş durumda olan protonların küçük bir mıknatıs gibi aynı yöne doğru hizalanmalarına neden olur. MRI cihazı radyo dalgaları gönderdiğinde protonlar kısa bir süre için hizalarını kaybederler. Yeniden hizalanırlarken zayıf radyo sinyalleri yayarlar ve bunlar makinenin radyo alıcısı tarafından kaydedilir. Bilgisayar bu verileri analiz eder ve saptanan sinyalin uzunluğuna ve gücüne göre taranan dokunun kesit görüntüsünü oluşturur. MRI kemiklerin ve organların içini "görerek" tümörlerin, eklemlerin, kan damarlarının ve beyni oluşturan gri ve beyaz maddelerin ayrıntılı görüntülerini elde etmemizi sağlar.

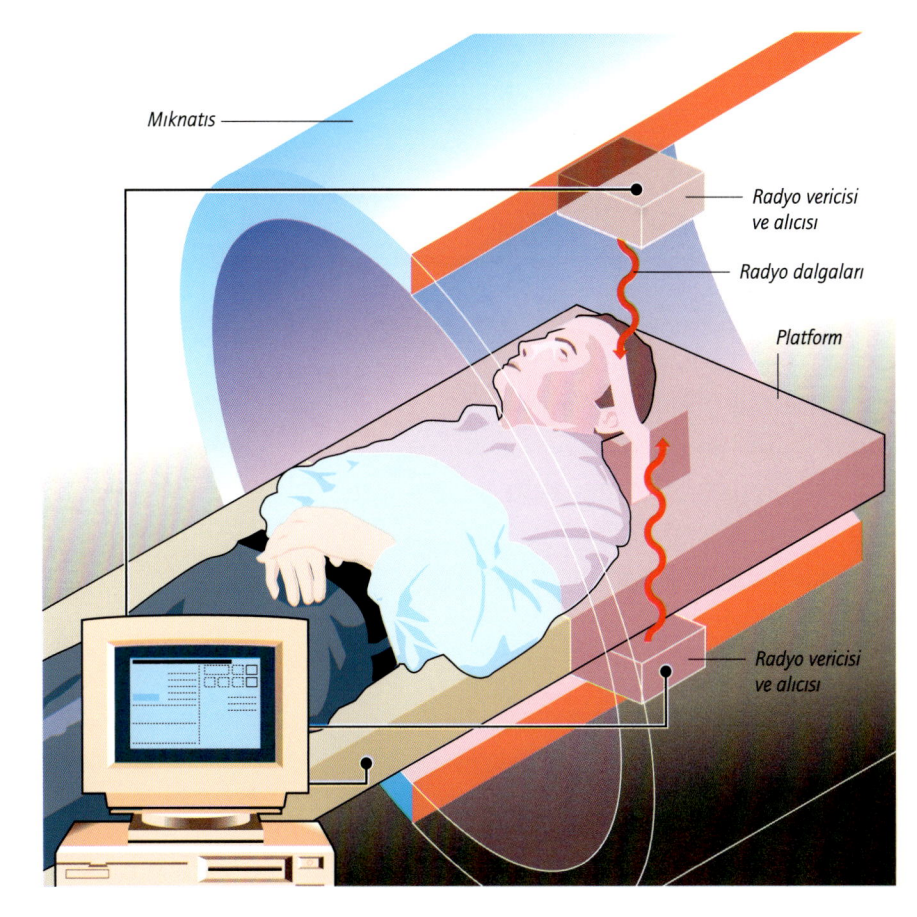

Hastalar MRI makinesine girecekleri zaman herhangi bir metal eşya ya da takı takmamalıdır. Devasa manyetik güç bunları söküp atacaktır. Ayrıca vücudun içinde metal protezler varsa bunlar da hareket ederek ağrılı doku hasarlarına neden olur.

Mıknatıs
Radyo vericisi ve alıcısı
Radyo dalgaları
Platform
Radyo vericisi ve alıcısı

MODERN CERRAHİ

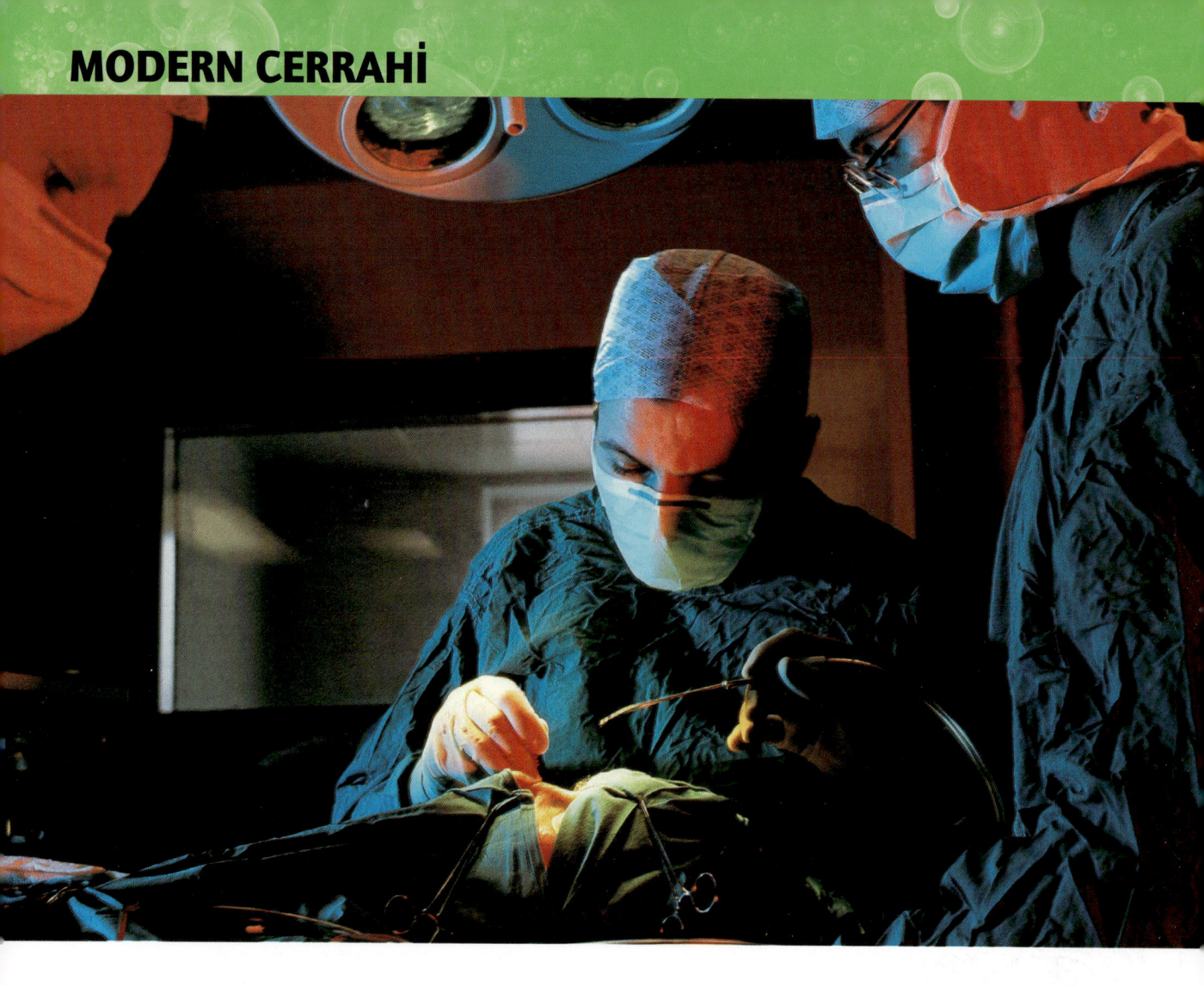

Doktorlar eski çağlardan beri cerrahi operasyonlar yapıyor. Bilinen ilk ameliyat 7000 yıl önce gerçekleştirilmiştir. Günümüzde kullanılan antiseptiklere ve anesteziklere rağmen ameliyatlar risk içermeyi sürdürüyor.

İlk zamanlarda yapılan ameliyatlar vücuttan parçalar çıkarmayı ve askerlerin yaralarını dikmeyi içeriyordu. Doktorlar genellikle kişilerin vücudunda derin kesikler oluşturmuyorlardı çünkü derin kesikler çoğu zaman kanamaya ve sonucunda hastanın hayatını kaybetmesine neden oluyordu.

Cerrahlar yalnız çalışmaz. Hemşireler ve diğer doktorlar hastanın rahatlığı ve ameliyat için gerekli olan aletleri sağlamak için baş cerraha yardımcı olur.

İnsan vücudunun iç kısımlarına uygulanan ilk başarılı ameliyat, 1800'lerin ortasında Venedikli cerrah Theodor Billroth tarafından mide üzerinde gerçekleştirildi. 1863 yılında yayımlanan *Genel Cerrahi Patolojisi ve Cerrahi* adlı klasik kitabı onu modern cerrahinin kurucusu yaptı. Billroth'un öncüsü olduğu bu ameliyat, bugün bile mide hastalıklarının standart tedavilerinden biridir.

20. yüzyıldaki birçok cerrahi keşif, doktorların organ ve kan nakli yapmasına yardımcı oldu. Yapay organlar ve yaşam destek sistemleri tıpta köklü değişikliklere neden oldu ve sayısız hayat kurtardı.

TIP VE SAĞLIK

Sushruta, yaklaşık 2800 yıl önce yaşamış Hintli bir doktordur. Birçok cerrahi aleti geliştirmiştir. Görme kaybı olan hastalar için göz ameliyatları hatta estetik amaçlı burun ameliyatları yapmıştır.

Makineler çağı

Nakledilen organların vücut tarafından reddedilmesini önlemek için kullanılan bağışıklık sistemini baskılayıcı ilaçların geliştirilmesinden önce bile doktorlar, organ naklinin başarılı olmasının yollarını arıyorlardı.
Bir verici bulununcaya kadar hasarlı organın işini üstelenen makinelerin gelişmesi onlara yardımcı oldu.

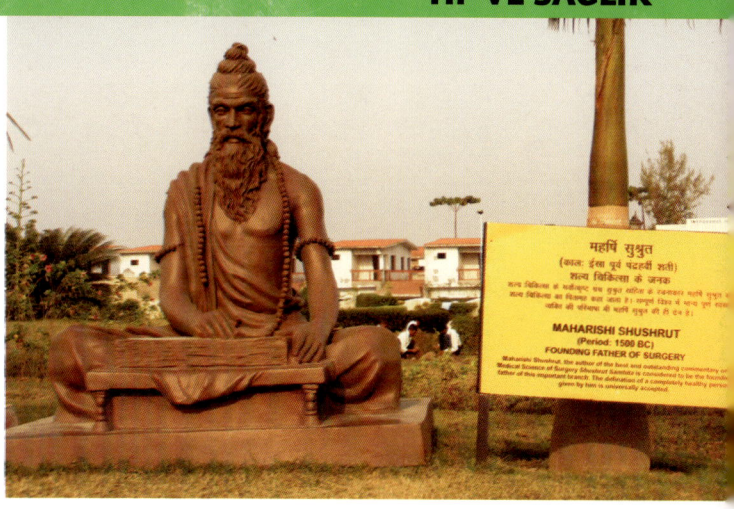

DOKU REDDİ

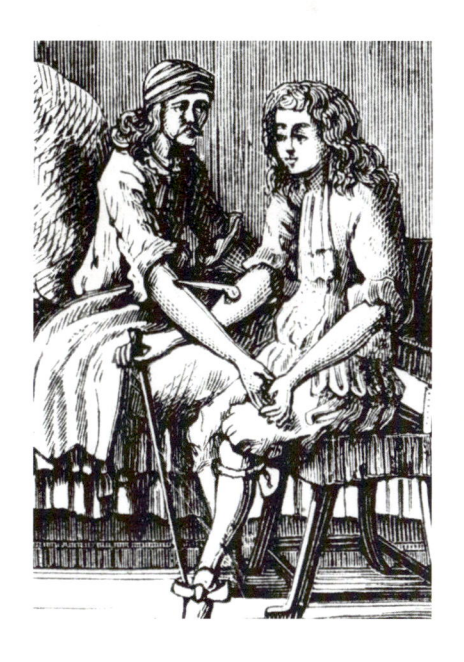

17. yüzyılda bir doktor, kan damarlarını birbirine bağlayan bir boru yardımıyla kendi kanını hastasına naklediyor.

1628'de İngiliz bilim insanı William Harvey (1578-1657) vücuttaki kanın hacminin sabit olduğunu keşfetti. Hastalar kan kaybettiklerinde ölüyorlardı; bu nedenle doktorlar kan nakli (transfüzyon) uyguladılar. Ancak hastalar bu yeni kana sıklıkla çok ciddi tepkiler veriyor ve zarar görüyorlardı. 1900'lerde ABD'li bilim insanı Karl Landsteiner (1868-1943), bu tepkilerin farklı kan gruplarından kaynaklandığını keşfetti. Hastalar sadece kendi kanlarıyla aynı grupta olan kanları alabilirlerdi. Farklı bir gruptan olan kanın nakledilmesi hastanın kanında tehlikeli pıhtı oluşumlarına neden oluyordu.

Bağışıklık sistemi vücuda nakledilen organa da saldırır, yani onu reddeder. Nakledilen organın çevresi, onun vücuda dışarıdan geldiğini gösteren, antijenler adı verilen proteinden oluşan belirteçlerle kaplanır. Nakledilen dokuların vücut tarafından reddedilmesini önleyen ilk ilaç kortizondur. Bu ilaç 1951'de nakledilen bir deri parçasının ömrünün uzatılması için kullanıldı. 1958 yılında ayrı yumurta ikizleri arasında yapılan ilk başarılı böbrek naklinde ise ışınlama kullanıldı. Işınlama, vücudun bağışıklık sistemini oluşturan ve nakledilen organa saldırarak doku reddine neden olan beyaz kan hücrelerini öldürür. Bugün doku reddine karşı kullanılan ana ilaç siklosporindir. İsviçre'de yetişen bir mantarda bulunan ilacın bu olağanüstü özelliğini 1972'de İsviçreli bilim insanı J. F. Borel keşfetti.

MODERN CERRAHİ

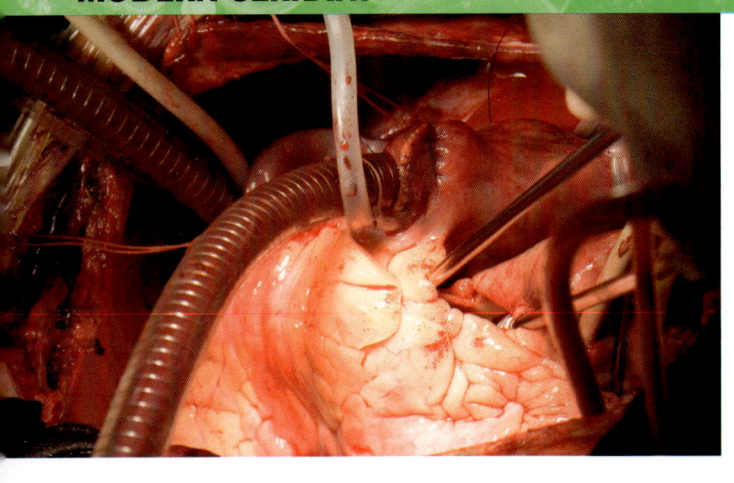

Bir ameliyat sırasında kalp baypas ediliyor, yani devre dışı bırakılıyor. Bir pompa makinesi kalın borular aracılığıyla vücudun kan dolaşım sistemine bağlanıyor. Böylece kalp durduruluyor ve cerrahın kalbi onarması kolaylaşıyor.

1914'te, Baltimore'daki John Hopkins Üniversitesi'nde bir ekip ilk yapay böbreği, yani diyaliz makinesini icat ederek böbrek hastalığı olan köpeklerde test etti. Ancak bu deneysel çalışmaları, Willem Kolff adlı

KAN GRUPLARI VE KAN NAKLİ

Dört kan grubu vardır; A, B, AB ve 0. A kan grubundaki hastaya B grubu kan nakledilmesi ölümcül sonuçlar doğurur. Kan grubu A olan kişiler B grubu kan hücrelerinde bulunan B antijenine saldıran anti-B antikorları üretirler. Kan grubu AB olan kişiler ise ne anti-A ne de anti-B antikorları üretirler; böylece A, B, AB veya 0 kan grubundan kan alabilirler. Kan grubu 0 olan kişiler ise hem anti-A hem de anti-B antikorları ürettiğinden sadece 0 kan grubundan kan alabilirler. Pratikte mümkün olduğunca, birbiriyle uyuşan kan grupları arasında nakil yapılır. A-B-0 sistemi dışındaki kan gruplama sistemleri de (örneğin Rhesus +/– gibi) göz önünde tutulur.

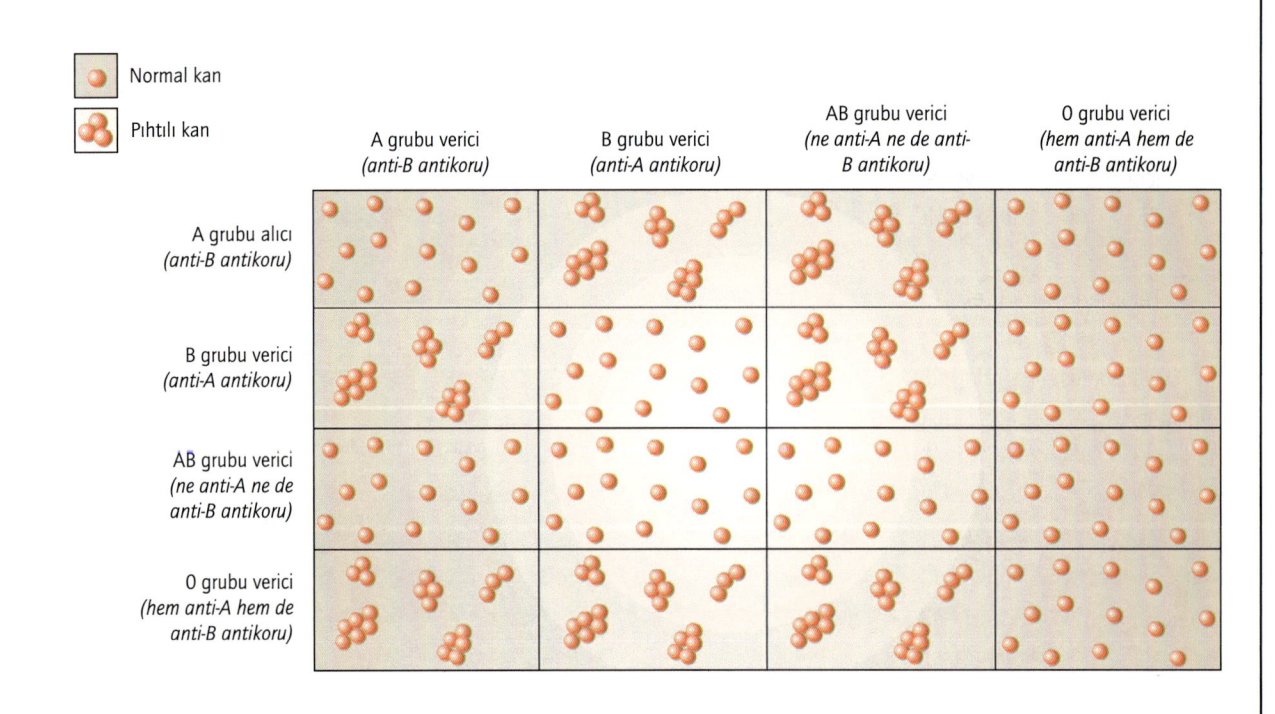

		A grubu verici (anti-B antikoru)	B grubu verici (anti-A antikoru)	AB grubu verici (ne anti-A ne de anti-B antikoru)	0 grubu verici (hem anti-A hem de anti-B antikoru)
Normal kan					
Pıhtılı kan					
A grubu alıcı (anti-B antikoru)		Pıhtılı	Normal	Pıhtılı	Normal
B grubu verici (anti-A antikoru)		Pıhtılı	Normal	Pıhtılı	Normal
AB grubu verici (ne anti-A ne de anti-B antikoru)		Normal	Normal	Normal	Normal
0 grubu verici (hem anti-A hem de anti-B antikoru)		Pıhtılı	Pıhtılı	Pıhtılı	Normal

TIP VE SAĞLIK

Hollandalı bir doktor dışında hatırlayan yoktu. 1943'te Kloff, boru yerine bağırsak takılarak insanlarda kullanılabilen bir böbrek diyaliz makinesi icat etti. İlk başarılı böbrek nakli ABD'li doktor Richard H. Lawer ve çalışma arkadaşları tarafından 1950 yılında gerçekleştirildi.

Kalp nakli ise çok daha zordu. Kalp birkaç saat içinde çıkartılmalı ve nakledilmeliydi. Ayrıca, ameliyat sırasında kanın vücutta dolaşmasının sağlanması da gerekiyordu. 1930 yılında ABD'li cerrah John H. Gibbon (1903-1973), ameliyat sırasında hastanın kanına oksijen pompalayan bir kalp-akciğer makinesi geliştirdi.

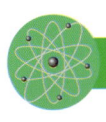

BİLİMSEL İLKELER

Diyaliz makinesi

Diyaliz makinelerinin böbreklerin yaptığı işi yapması, yani kandaki zararlı atıkları süzmesi ve fazla sıvıyı vücuttan atması gerekir. Normalde fazla sıvı mesaneye gönderilir ve idrar olarak dışarı atılır.

1. Kan hastadan alınır ve diyaliz makinesine pompalanır.
2. Diyaliz makinesi; su, tuz ve diğer çözeltilerden oluşan, diyalizat adı verilen bir sıvı içerir.
3. Diyaliz makinesinin içinde yer alan ve küçük delikleri bulunan bir zar, kan ile diyalizatı birbirinden ayırır. Kanın içerisindeki atıklar ve fazla su kandan diyalizata geçer ve böylece vücuttan uzaklaştırılır.
4. Temizlenmiş kan tekrar hastaya döner.

Diyaliz poliklinik şartlarında yapılabileceği gibi, hastalar tarafından evde de yapılabilir. İlk kez 1970'lerde ortaya çıkan bir diyaliz makinesi tipinde, hastaların vücuduna diyalizat içeren bir torba yerleştirilir ve kanı filtrelemek için vücudun içinde yer alan bir zar kullanılır. Böylece kanın vücudun dışına pompalanmasına ihtiyaç duyulmaz.

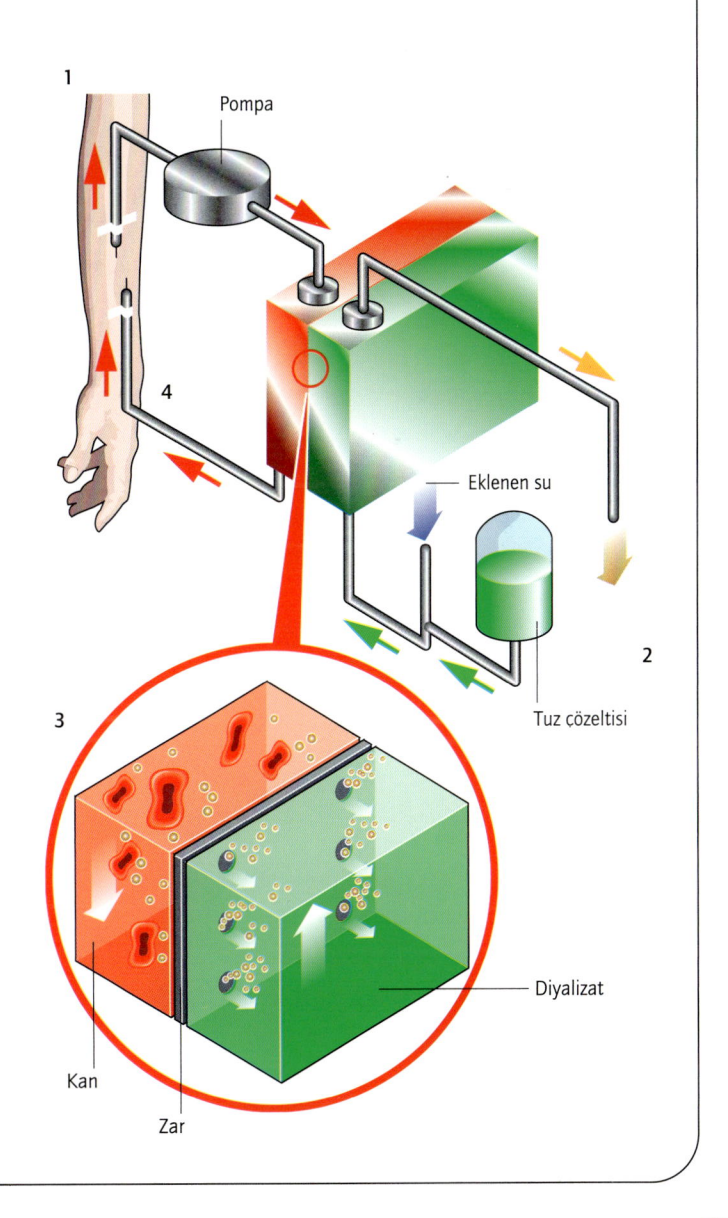

MODERN CERRAHİ

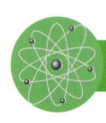

BİLİMSEL İLKELER

Kalp-akciğer makinesi

Kalp-akciğer makineleri geçici olarak kalbin ve akciğerin işlevlerini üstlenerek normal şartlarda göğüste yapılamayacak ameliyatların yapılabilmesine imkân tanır. Akciğerlerin görevini yapan bir oksijenleyici kana oksijen ekler. Makine bu kanı daha sonra kalp gibi vücuda pompalar. Oksijen vücuttaki hücrelerin çalışabilmesi için gereklidir. Kalp-akciğer makinesinin kullanımı birkaç saatle sınırlıdır çünkü hayati organlara yeterli kan desteği sağlayamaz.

1. Vücuttan kalbe doğru gelen kan toplardamarlardan alınır.
2. Oksijeni az olan bu kan yapay akciğere (oksijenleyiciye) ulaştırılır ve burada oksijen yüklenir.
3. Bu oksijenli kan ana atardamara (arter) verilerek vücuda pompalanmadan önce sıcaklık denetleyiciye ve pıhtı oluşumunu önleyen filtreye gönderilir.
4. Kalpten çıkan kan köpük gidericiye (baloncukları yok eden parça) ve buradan da oksijenleyiciye gönderilir.

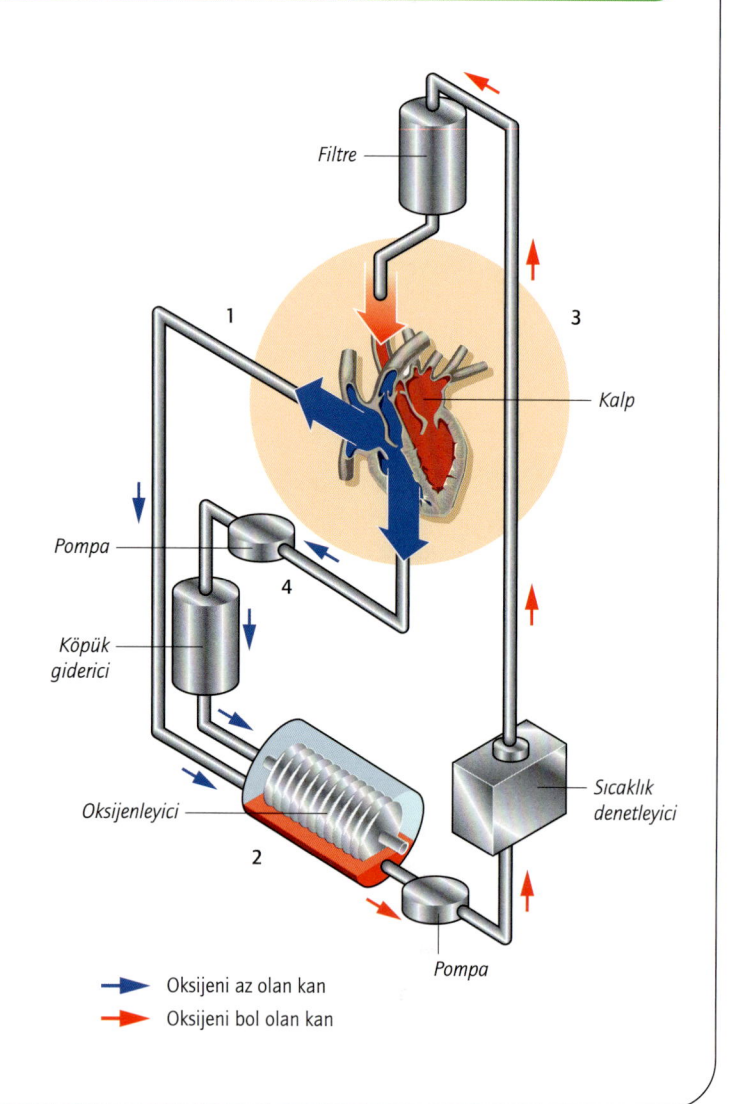

1954'te Gibbon bu makineyi 19 yaşındaki bir kız hastanın ameliyatında kullandı. Cerrahlar kalp üzerinde çalışırken makine onu 27 dakika boyunca hayatta tuttu.

1961'de ABD'li cerrah Norman Shumway, nakledilen bir kalbi yaşatmanın bir yolunu buldu. Cerrahiden sonra yeni kalp çalışmaya hazır oluncaya kadar hastanın kan dolaşımını sağlayan bir makine kullandı. Bu makine, 1967 yılında Güney Afrikalı cerrah Christiaan Barnard tarafından gerçekleştirilen, insandan insana ilk kalp naklinin yapılmasına olanak sağladı.

20. yüzyılda kalp cerrahisindeki gelişmeler sayesinde hasarlı kalplerin çalışmaya devam etmesinin yeni yolları bulundu. Örneğin 1950'lerde kalp pili bulundu. 1951'de Charles Antony Hufnagel

TIP VE SAĞLIK

(1916-1989) doğru çalışan ilk yapay kalp kapağını tasarlayarak bir hastaya yerleştirdi. 1968 yılında René Favaloro ilk koroner (kalp damarlarıyla ilgili) baypas ameliyatını gerçekleştirdi. Koroner atardamar vücuda kan taşıyan ana damardır ve yağ birikintileriyle tıkanabilir. Baypas ameliyatında bu tıkanmış atardamar parçasının yerine hastanın bacağından alınan bir toplardamar parçası konur.

Yapay vücut parçaları

Çok ciddi bazı kalp sorunları ameliyatlarla çözülemeyebilir. 1950'lerde William Kolff

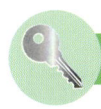

ANAHTAR

Kalp pilleri

Kalp, düzenli bir şekilde atmasını sağlayan bir elektriksel sisteme sahiptir. Bu sistemi iyi çalışmayan hastaların göğüs kafeslerine kalp pilleri yerleştirilir. Kalp pilleri kalbe elektriksel uyarılar gönderir. Kalp pilli ilk kez 1958'de Rune Elmqvist tarafından yapılmış ve 1960 yılında İsviçreli doktor Ake Sening tarafından bir hastaya yerleştirilmiştir. İlk modellerde deri altına yerleştirilen cıva-çinko güç kaynakları kullanılıyordu ve bu modellerin ömrü iki ila üç yıldı. 1973'te, altı yıldan fazla dayanan lityum-iyotlu güç kaynakları geliştirildi. Günümüzde kullanılan kalp pilleri bu türdendir.

Dâhilî kalp pilleri göğüs kafesinin içine yerleştirilir. Yalıtımlı bir elektrik teli, bir toplardamardan geçirilerek kalbin içine sokulur. Kablonun ucundaki elektrot, ataş benzeri bir mekanizmayla, uyarılması gereken kalp bölgesine yakın bir yere sabitlenir. Telin diğer ucu ise kalp pilinin içindedir. Elektrik sinyalleri kalbi atması için uyarır. Bazı kalp pilleri sabit aralıklarla kalbe uyarılar gönderirken bazıları sadece kalp yavaşladığı ya da atmadığı zamanlarda uyarı gönderir.

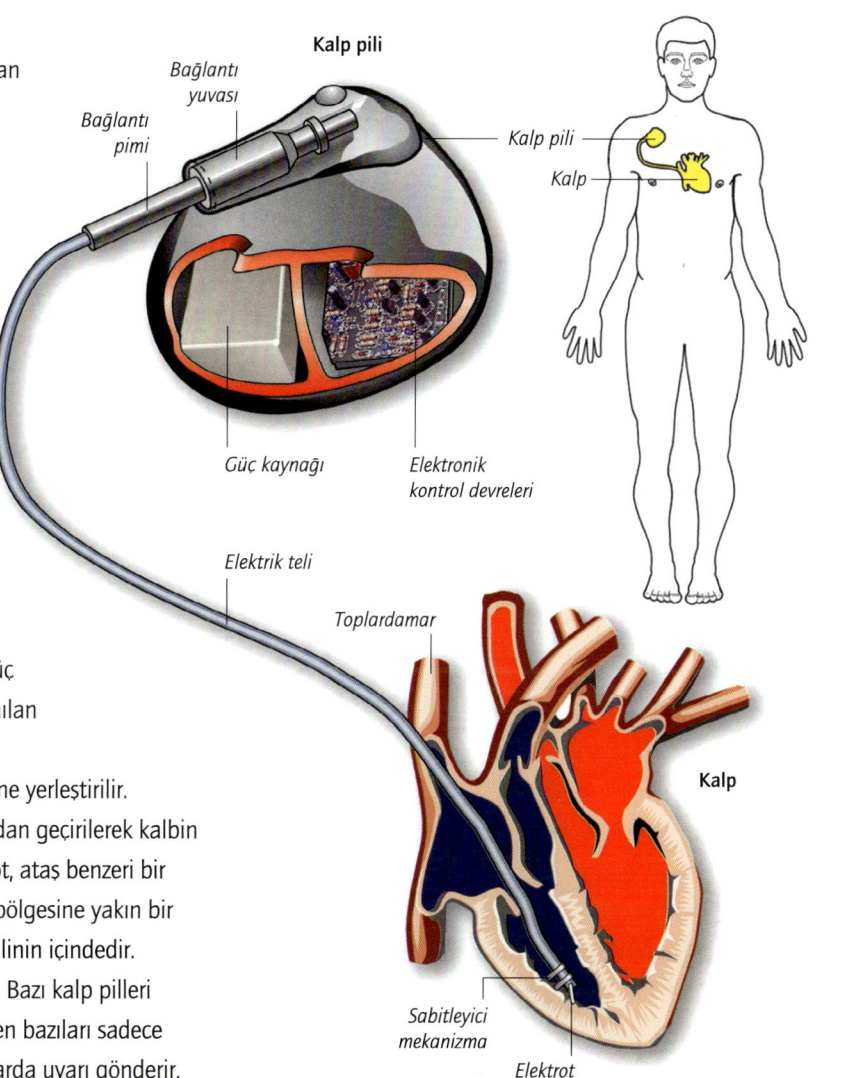

45

MODERN CERRAHİ

tamamen yeni bir kalp yapmak için araştırmalara başladı ve 1957 yılında ilk modelini bir köpeğe yerleştirdi. Köpek 90 dakika yaşadı. 1970'te Robert Jarvik bir çeşit plastik olan poliüretan ve cam elyafından yapılmış yapay bir kalp tasarladı. Bu 1982'de ilk kez bir insanda kullanıldı. Hasta Barney Clarke 112 gün yaşadı. Bu yapay kalple en uzun yaşam süresi 20 ay olmuştur.

En sık kullanılan yapay vücut protezi kalça protezleridir. Kalça protezleri II. Dünya Savaşı'ndan (1939-1945) önce plastik ve akriliğin gelişmesiyle mümkün hâle geldi ancak 1960'lara kadar sorunlar vardı. İngiliz cerrah Sir John Charnley iki farklı malzemeden oluşan bir kalça eklemi geliştirdi: Uyluk kemiğinin (uzun bacak kemiği) baş kısmının yerine paslanmaz çelikten yapılmış bir top yerleştirdi ve kalça ekleminin iç kısmını teflon adı verilen kaygan plastikle kapladı. Böylece yapay kalça eklemi, yuvasında serbestçe hareket edebiliyordu.

Cerrahi devrim

Cerrahlar ameliyat için büyük kesiler yapmadıklarında hastalar daha hızlı iyileşmektedir. Bu nedenle 1980'lerde, neşterlerden çok lazer bıçaklarıyla donatılmış endoskopların kullanıldığı minimal invazif cerrahi gelişti.

BAZI İMPLANTLAR

İmplantlar tıbbi amaçla insan vücuduna yerleştirilmiş doğal veya yapay malzemelerdir. Birçok implant düzgün çalışmayan vücut parçalarını düzeltir veya onların yerini alır. Örneğin göz merceği hatta gözün tamamı değiştirilebilir. Kalp pilleri kalbin düzenli atmasını sağlarken bozuk kalp kapakları esnek plastikten yapılan kapaklarla değiştirilebilir. Kalça, diz, dirsek, omuz ve parmak eklemleri; metal, plastik ve seramik gibi maddelerden yapılan parçalarla değiştirilebilir. Hastalıklı damarların yerine yapay kan damarları konabilir. Kanser tedavisinde dokuların içine radyoaktif madde içeren implantlar yerleştirilebilir. İlaç içerikli diğer bazı implantlar (örneğin doğum kontrol ilaçları veya ağrı kesiciler), etken maddelerin uzun sürede yavaş yavaş salınması için vücuda yerleştirilebilir. Silikon meme implantları gibi diğer bazı implantlar ise dış görünüşü iyileştirmek için kullanılır.

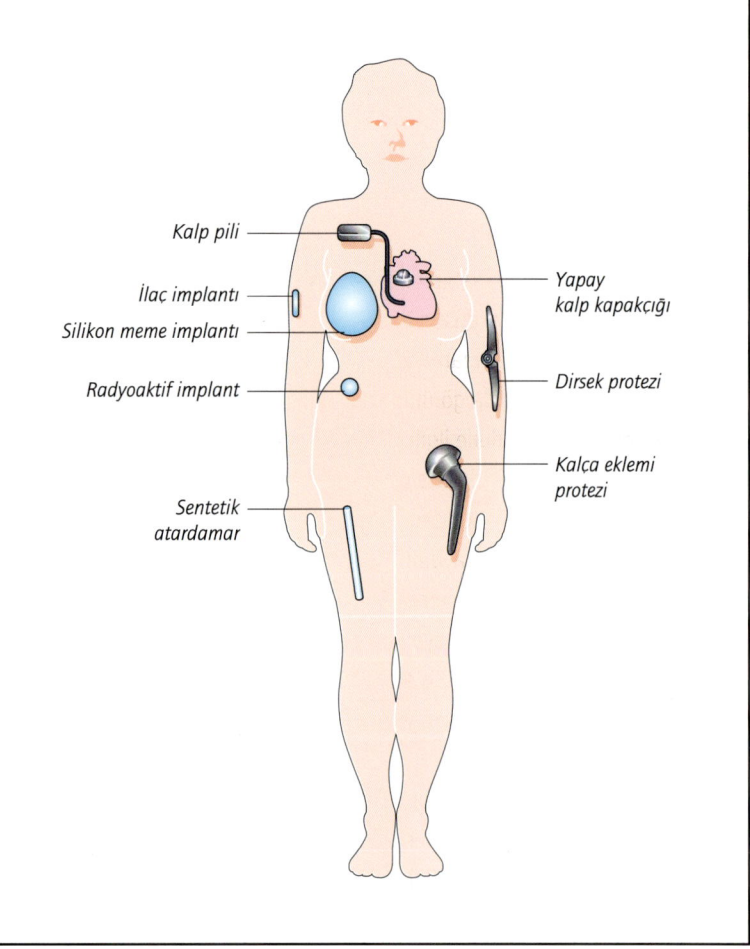

- Kalp pili
- İlaç implantı
- Silikon meme implantı
- Radyoaktif implant
- Sentetik atardamar
- Yapay kalp kapakçığı
- Dirsek protezi
- Kalça eklemi protezi

TIP VE SAĞLIK

BİLİMSEL İLKELER

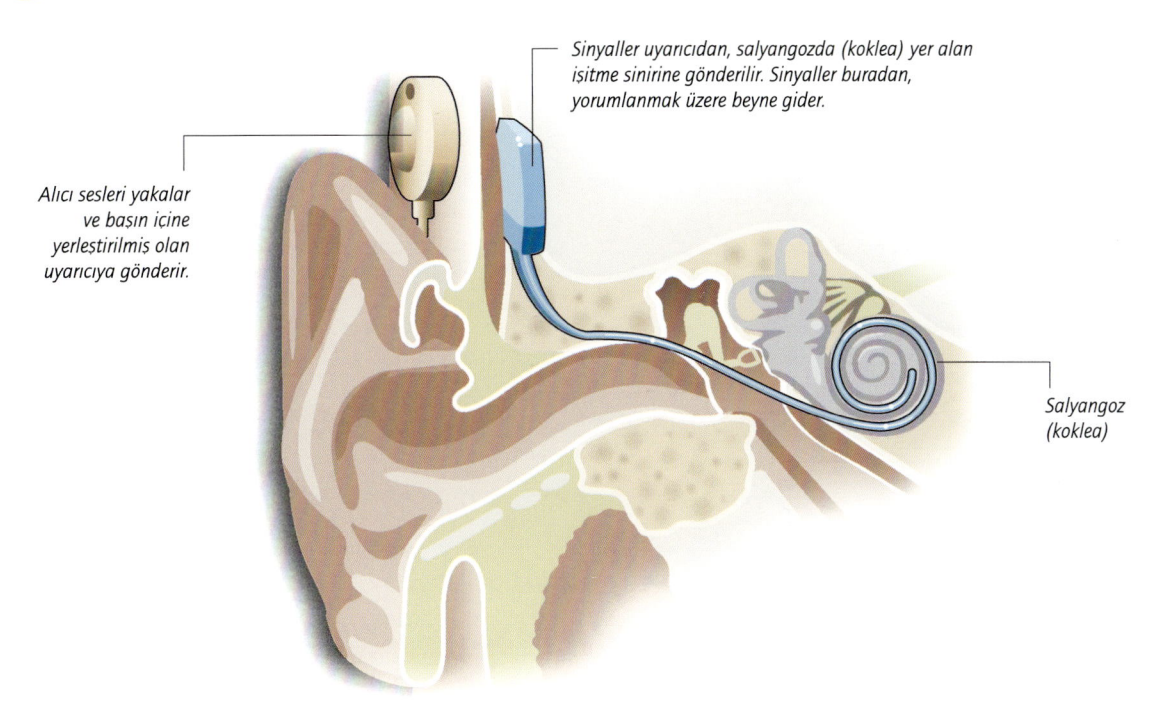

Sinyaller uyarıcıdan, salyangozda (koklea) yer alan işitme sinirine gönderilir. Sinyaller buradan, yorumlanmak üzere beyne gider.

Alıcı sesleri yakalar ve başın içine yerleştirilmiş olan uyarıcıya gönderir.

Salyangoz (koklea)

İşitme cihazları

Normal işitme yetisine sahip birçok insan sağır kişilerin hiçbir şey duymadığını düşünür. Oysa bu genellikle doğru değildir. Hiç duymama veya derin işitme kaybı gerçekte çok az insanda görülür. Sağırlıkta çoğunlukla ya iletimle ya da sinirlerle ilgili işitme kaybı vardır. Bu durumların her ikisinde de en azından bazı tip sesler, özellikle derin ve uğultulu titreşimler duyulur.

İletimle ilgili işitme kaybının nedeni seslerin dış kulaktan iç kulağa iletilememesidir. Bunun nedeni orta kulağın tıkalı olması veya hasar görmüş olmasıdır. Bu tip işitme kaybında bütün sesler çok az duyulur. Alçak sesler hiç duyulmazken yüksek sesler fısıltı gibi duyulur.

Sinirlerle ilgili işitme kaybı ise iç kulağın hasar görmesi sonucunda oluşur. Sesler bozulmuş ve karışmış şekilde algılanır. İletimle ilgili işitme kaybına oranla daha az görülse de genellikle kalıcıdır. Sinirsel duyu kayıplarının çoğunda yüksek frekanslı (tiz) sesler işitilmez. Bunun sonucunda konuşmalardaki uzun ve yuvarlak ünlüler duyulurken ünsüzlerin çoğu duyulmaz.

İşitme cihazları, iletimle ilgili işitme kaybı olan insanlara yarar sağlar. Kulağın içine tam olarak yerleşen bu küçük aletler alçak sesleri yükselten küçük birer yükseltici gibi çalışır. Bu yolla, zarar görmüş orta kulağın etkisini telafi ederler. Sinirsel tipte işitme kaybı olan veya ileri derecede sağır olan insanlarda bu cihazlar işitmeyi sağlayamaz. Bu kişilere yukarıdaki resimde görülen kohlear implantları yerleştirilebilir. Bu küçük alet bir ameliyatla iç kulağa yerleştirilir. Dış kulağın arkasına yerleştirilen bir mikrofon, sesleri basit ses sinyallerine çevirir ve orta kulağı atlayarak iç kulağa taşır.

MODERN CERRAHİ

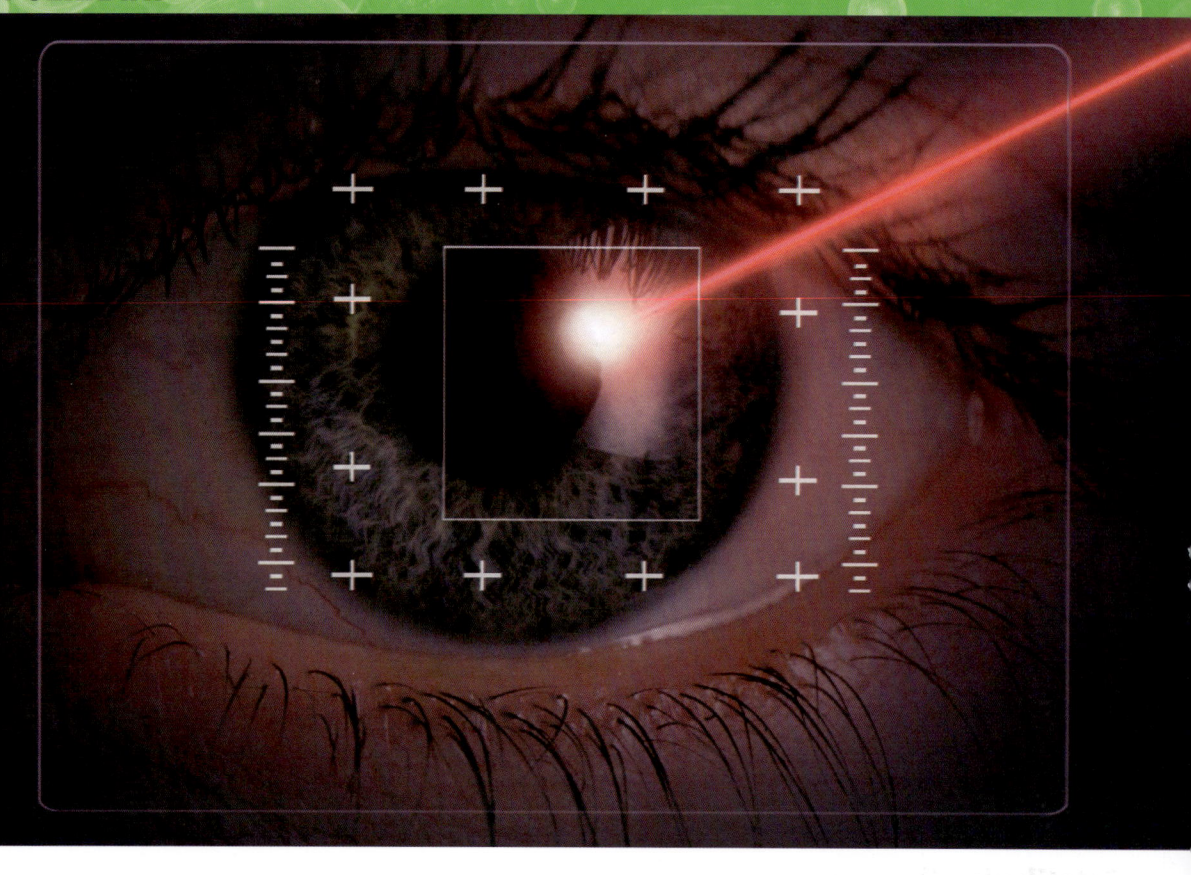

Endoskoplar bazen ağız gibi doğal açıklıklardan, bazen de (örneğin laparoskopik cerrahide) küçük kesilerden vücuda sokulur. Endoskopta yer alan ek kanallar kanın dışarı atılması ya da bir organın temizlenmesi amacıyla içeriye sıvı pompalanması için kullanılır. Laparoskopik cerrahlar, bir damarın içine girip küçük balonlar şişirerek tıkanmış damarlardaki yağ birikintilerini temizleyebilirler.

> *Uzağı görememe sorunu olan miyopluk gözün saydam tabakası korneanın lazer yardımıyla kesilmesiyle tamamen iyileştirilebilir. Kesiler, ışığın göz içerisinde doğru odaklanmasına yardımcı olacak şekilde, belirli noktalarda oluşturulur.*

Lazer ışınları ve şok dalgaları, bazı tıbbi durumlarda cerrahiye ihtiyaç kalmadan tedavi yapılmasına olanak sağlar. 1982'de cerrahlar kuvvetli şok dalgalarıyla böbrek taşlarını parçalayabilen bir makine geliştirdiler. Daha önce ameliyatla alınması gereken taşlar bu sayede küçük parçalara ayrılarak hastanın idrar yoluyla vücuttan atılıyordu. 1986'da Alman bilim insanı Ludwing Demling, safrakesesi taşlarını tedavi etmek için endoskopa yerleştirilmiş bir lazer kullandı. Endoskopu safrakesesine yerleştirdikten sonra çevredeki dokulara zarar vermeden, lazer atışlarıyla taşları parçaladı.

Soğuk cerrahi adı verilen yöntem cerrahide yeni bir devrim yaratmıştır. Soğuk cerrahi ölü, hasar görmüş ya da kanserli dokuları parçalamak için çok düşük sıcaklıkların

BİLİYOR MUYDUNUZ?

- ABD'de her yıl 300.000 civarındaki hastanın aort veya şahdamar denen ana atardamarına kanın vücuda pompalamasına yardımcı olan küçük bir pompa yerleştirilir. Bu cihazı 1967'de Williem Kolff icat etmiştir.
- ABD'de her yıl 80.000'den fazla derin kalp pili yerleştiriliyor.

TIP VE SAĞLIK

kullanılmasıdır. Yöntemi ilk kez, sıvı azot kullanımının yeni bir yolunu geliştiren Irving Cooper, 1960 yılında uygulamıştır. Bu tür cerrahi müdahaleler ağrısızdır ve kanama riski yoktur.

Lazer ve endoskopi gibi invazif olmayan cerrahi teknikler, ameliyatların süresini ve ardından hastanın iyileşmek için hastanede geçirmesi gereken zamanı büyük oranda azaltmıştır. Bu gelişmeler ameliyatların poliklinik şartlarında bile yapılabilmesine olanak sağlamıştır. Bazen hastaneye kabul, ameliyatın yapılması ve taburcu olma işlemlerinin hepsi bir gün içinde gerçekleşebilmektedir. Apandisin veya bademciklerin alınması gibi sıkça uygulanan işlemler, güvenli bir şekilde ve hastalarda fazla endişe oluşturmadan yapılabilmektedir.

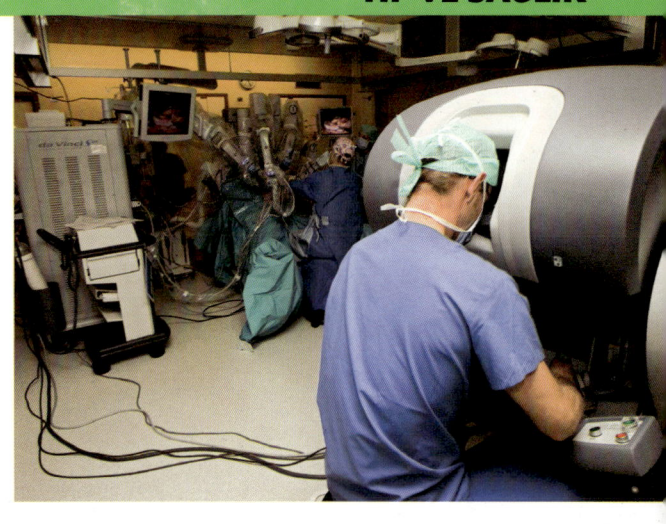

Bir cerrah, robot kullanarak ameliyat yapıyor. Robot uygun kesiler yaparken doktor hastayı ekrandan izliyor.

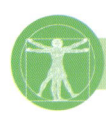

TOPLUM VE BULUŞLAR

Estetik plastik cerrahi

Plastik cerrahi vücudun yeniden şekillendirilmesi (rekonstrüksiyon) için yapılan tüm ameliyatları kapsar. Rekonstrüktif cerrahi eski çağlardan beri uygulanmaktadır. Örnekleri arasında yanık lekelerinin giderilmesi ve ciddi damak yarıklarının (üst dudağın burun delikleriyle birleşik olduğu, doğuştan gelen yapısal bir bozukluk) düzeltilmesi gibi işlemler vardır.

Modern plastik cerrahideki birçok tekniğin temeli, askerlerin yaralarını ve hasarlı vücut parçalarını onaran cerrahlarca atılmıştır. Bugün doktorlar insan çenesinin, burnunun, kulaklarının, memelerinin ve diğer birçok organının şeklini değiştirebilirler: Fazla yağları alabilir, ciltteki kırışıklıkları gererek yumuşatabilir (sağda) ve saç nakli yapabilirler. Fakat kişilerin estetik cerrahiden beklentisi genellikle çok yüksektir. Bu ameliyatlar ne insanların kişiliğinde çarpıcı bir değişiklik yaratır ne de sebebini dış görünüşlerinde aradıkları depresyonlarını iyileştirir.

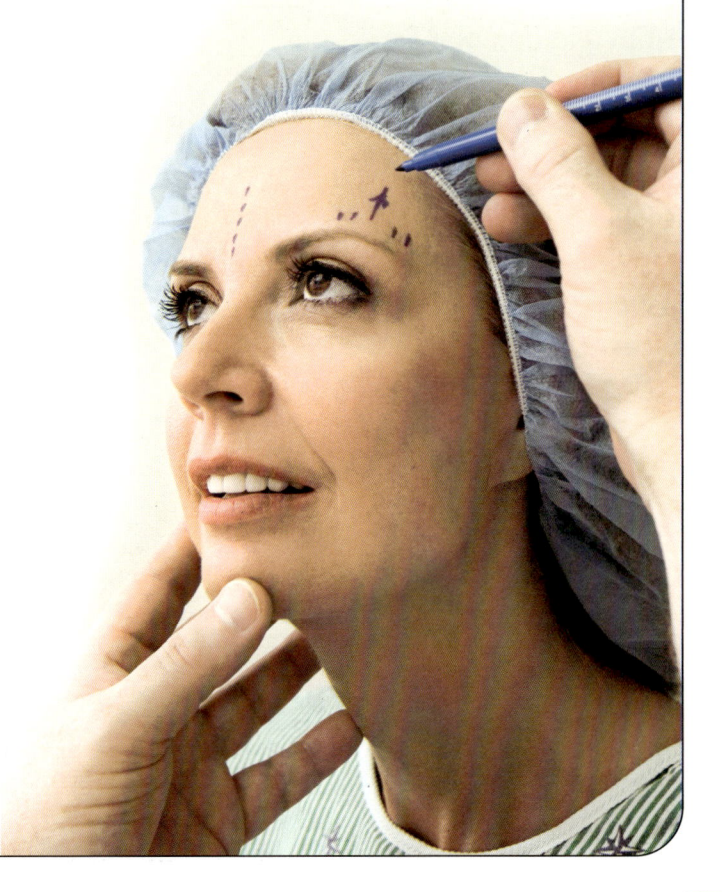

49

ÜREME VE GENETİK

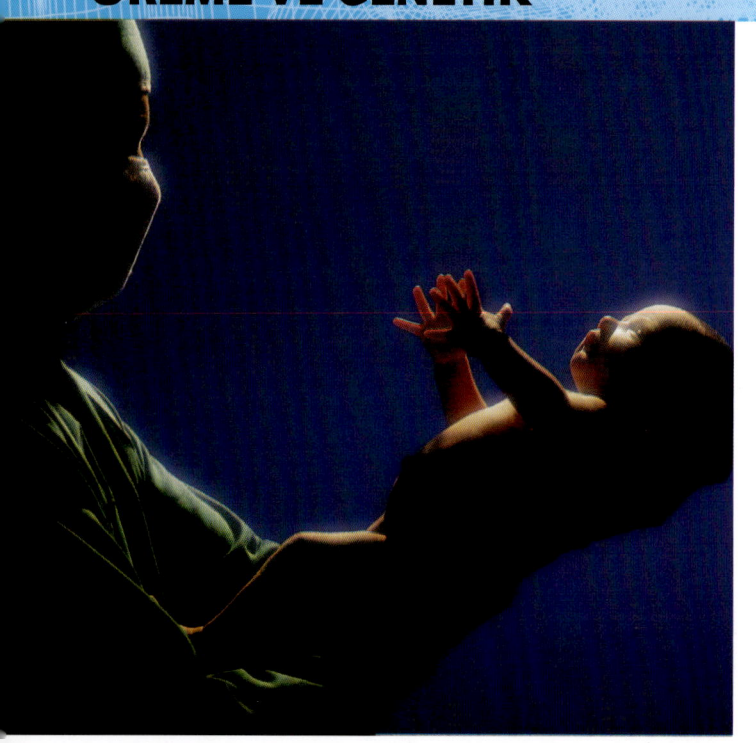

Gelişmiş ülkelerde çoğu bebek hastanede doğuyor. Doktorlar doğumda çıkabilecek sorunlara karşı hazır bekliyor.

İnsanlık tarihinin büyük bölümünde tıbbi uygulamalar erkeklerin hâkimiyetindeydi. Ancak doğum doktorluğunda, yani tıbbın hamilelik ve doğumu kapsayan alanında kadın tıpçıların önemli rolleri olmuştur.

Antik Yunan ve Roma'da doktorların büyük çoğunluğu erkekti. Tıpla uğraşan az sayıda kadın ise daha çok kadın hastalıkları, hamilelerin bakımı ve ebelik konularında uzmanlaşmışlardı. Ancak jinekoloji konusunda en iyi bilinen antik metin bir erkek tarafından; MS 100 civarında yaşamış bir Yunan hekim olan Efesli Soranus tarafından yazılmıştır.

ABD ve Avrupa'da 18. ve 19. yüzyıl boyunca ebeler büyük çoğunlukla kadınlardan oluşuyordu. Ancak tıp daha bilimsel ve teknolojik hâle gelmeye ve daha fazla ekipman kullanılmaya başladıkça erkek doktorlar doğum sürecine daha fazla ilgi göstermeye başladılar. Pek çok toplumda bu eğilim günümüze kadar sürmüştür. Şimdilerde geleneksel yollarla çocuk doğurmayı teşvik eden yaklaşımlar olmakla birlikte, günümüzde pek çok kadın hastanede bir doktorun gözetimi altında doğum yapıyor.

1920'lerde doğum hâlâ tehlikeli bir olaydı. ABD'de annelerin yüzde 17'si çocuk doğururken hayatını kaybediyordu. Uzmanların yüksek ölüm oranından sorumlu tuttuğu pek çok etken vardı: Yetersiz hijyen ve oda koşulları, doğum öncesinde, sırasında ve sonrasında profesyonel bakım eksikliği vb.

Anne karnındaki bebeklerin (fetüs) sağlığının izlenmesi için kullanılan tekniklerin gelişimi ise yavaş olmuştur. 19. yüzyılda yaşamış Fransız kadın doğum doktoru Adolphe Pinard fetüsün kalp atışlarını tespit edebilen bir steteskop geliştirmiştir. Aynı zamanda bebeğin kafasının doğum sırasında aşağıda olması için bir masaj tekniği geliştirmiştir. 1916'da Norveçli kadın doğum doktoru Christian Kielland zor doğumlarda

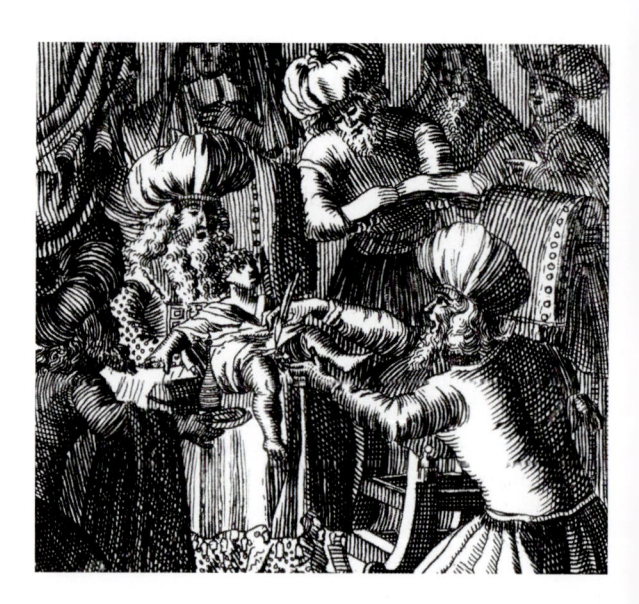

17. yüzyılda bir Yahudi töreni. Bir erkek bebek doğumundan birkaç gün sonra sünnet ediliyor. Musevilik ve İslam erkek çocukların sünnet edilmesini ister. Bu işlem bazen tıbbi nedenlerle de gerçekleştirilir.

TIP VE SAĞLIK

bebeğin kafasının düzgün şekilde tutulabilmesi sağlayan yeni bir forseps geliştirmiştir. Ancak çok yararlı olabilen bu aleti yeterli eğitim almadan kullanan pek çok doktor anneye ya da bebeğe zarar verebiliyordu. 1930'larda kan naklinin yaygınlaşması pek çok hayat kurtarmıştır. Benzer şekilde sülfonamid türü antibakteriyel ilaçların kullanıma girmesi de hayat kurtarıcı olmuştur. Hastanelerde doğum yapan annelere morfin ve skopolamin gibi ilaçların verilmesi doğum sancılarını azaltmıştır.

Doğumun teknoloji yardımıyla denetim altına alınması yönündeki eğilim 1930'lar ile 1980'ler arasında devam etmiştir. Daha iyi ağrı kesiciler ve epidural anestezi (belin alt kısımdan anestezik madde enjekte edilerek bu noktanın altının uyuşturulması) sayesinde annelerin sezaryen işlemi sırasında bilinçli kalabilmesi sağlanmıştır. Sezaryen, bebeğin annenin karnı kesilerek çıkarılması olarak tanımlanır.

HİJYEN HAYAT KURTARIR

Macar doktor Ignaz Semmelweiss (1818-1865), bir yenidoğan servisinde çalışırken doğum sonrasında bakımını kadın ebelerin yaptığı annelerin erkek doktorların gözetimindeki annelere göre daha fazla hayatta kalma şansına sahip olduklarını gözlemledi. Erkek doktorlar sıklıkla otopsi (ölüm nedenini bulmak için vücutların kesilmesi işlemi) yapıyor sonrasında da ellerini yıkamadan ve kıyafetlerini değiştirmeden doğuma giriyorlardı! Semmelweiss kendi öğrencilerinin hastalarla ilgilenmeden önce ellerini dezenfektanlarla yıkamalarını sağladığında doğum yapan kadınlardaki ölüm oranları düştü. Bu, ortamı mikroptan arındırma (bakteri ve virüs gibi mikroorganizmaları öldüren hijyen yöntemleri) uygulamalarının bir örneğidir. O tarihte kimse bu minik canlıların hastalıklara neden olduğunu bilmiyordu ama Semmelweiss'in yaklaşımı işe yarıyordu. Mikroorganizmalarla hastalıklar arasında bir ilişki olduğu ancak 20 yıl sonra, Fransız kimyacı Louis Pasteur (1822-1895) tarafından gösterildi.

Ebeler yüzlerce yıldır bebeklerin doğumuna yardım ediyorlar. Bazen tıbbi kimliği olmayan bir yardımcı da ebelere yardım eder.

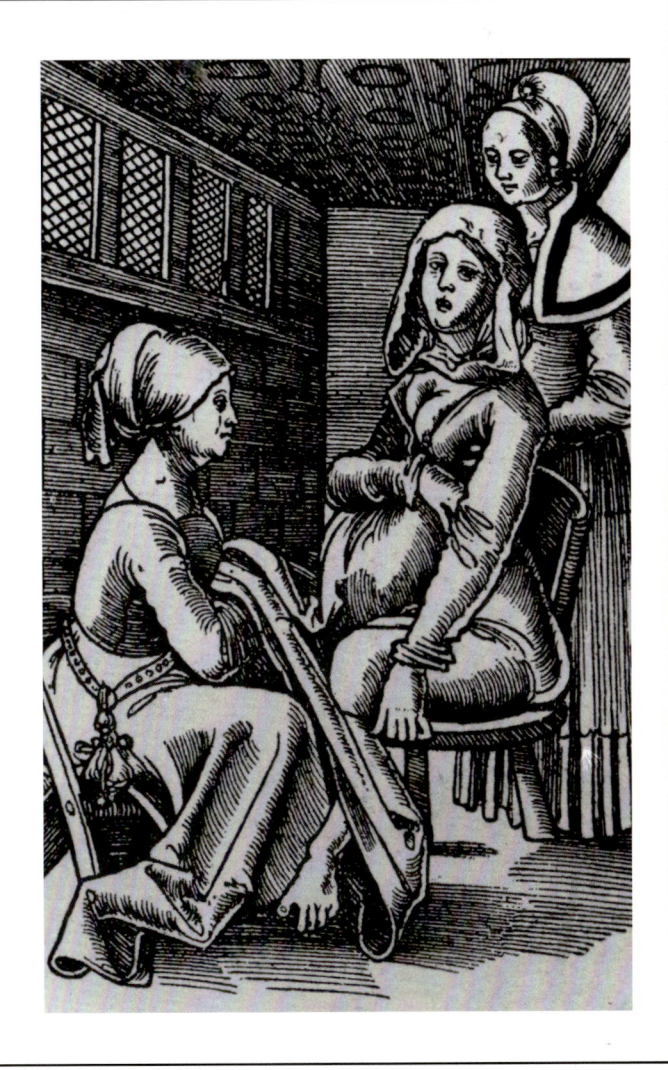

ÜREME VE GENETİK

Doğum kontrolü

Doğum kontrolü çağlar boyunca uygulanıyor. Antik Mısır'da 4000 yıl önce kadınlar bal ve timsah dışkısı gibi garip karışımlardan oluşan fitiller (vajinanın içine yerleştirilen maddeler) kullanmışlardır. Bunlar bir ölçüde işe yaramıştır çünkü bu maddeler vajinayı aktif sperm için uygun olmayan bir ortam hâline getirir. Ancak bu yöntem tam bir koruma sağlamaz ve bazı fitiller tehlikelidir. Orta Çağ'ın sonlarından itibaren, kadınların doğurganlıklarını azaltmak için kullandıkları bitkisel karışımlar nedeniyle doğum kontrolü daha da tehlikeli bir hâl almıştır.

İtalyan biyolog Gabriello Fallopius (1523-1562) 1550 civarında bez kondomu icat etmesiyle bilinir.

Bir bebek sezaryen kesisi ile alınıyor. Cerrahlar, rahmin açılarak bebeğin dışarı çıkarılmasını içeren bu yöntemi doğum kanalının kapalı olduğu durumlarda kullanır.

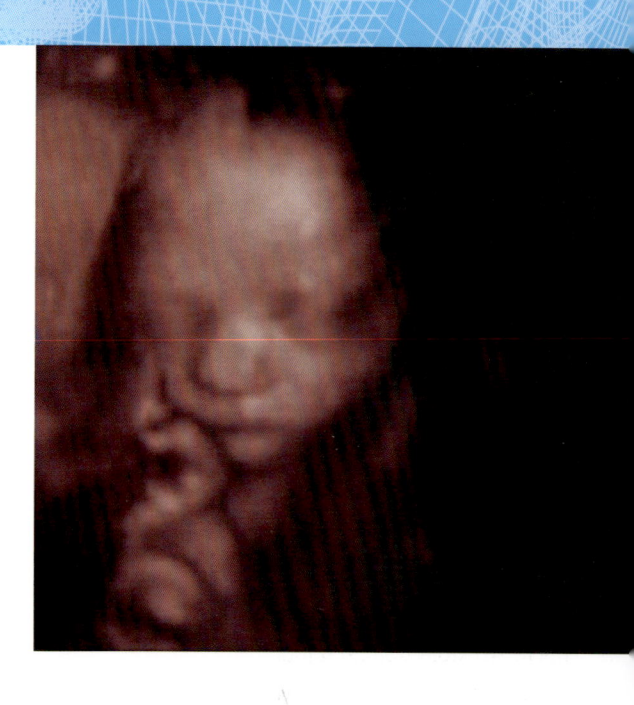

Modern ultrason tarayıcıları gelişmekte olan fetüsün üç boyutlu görüntülerini üretebilir.

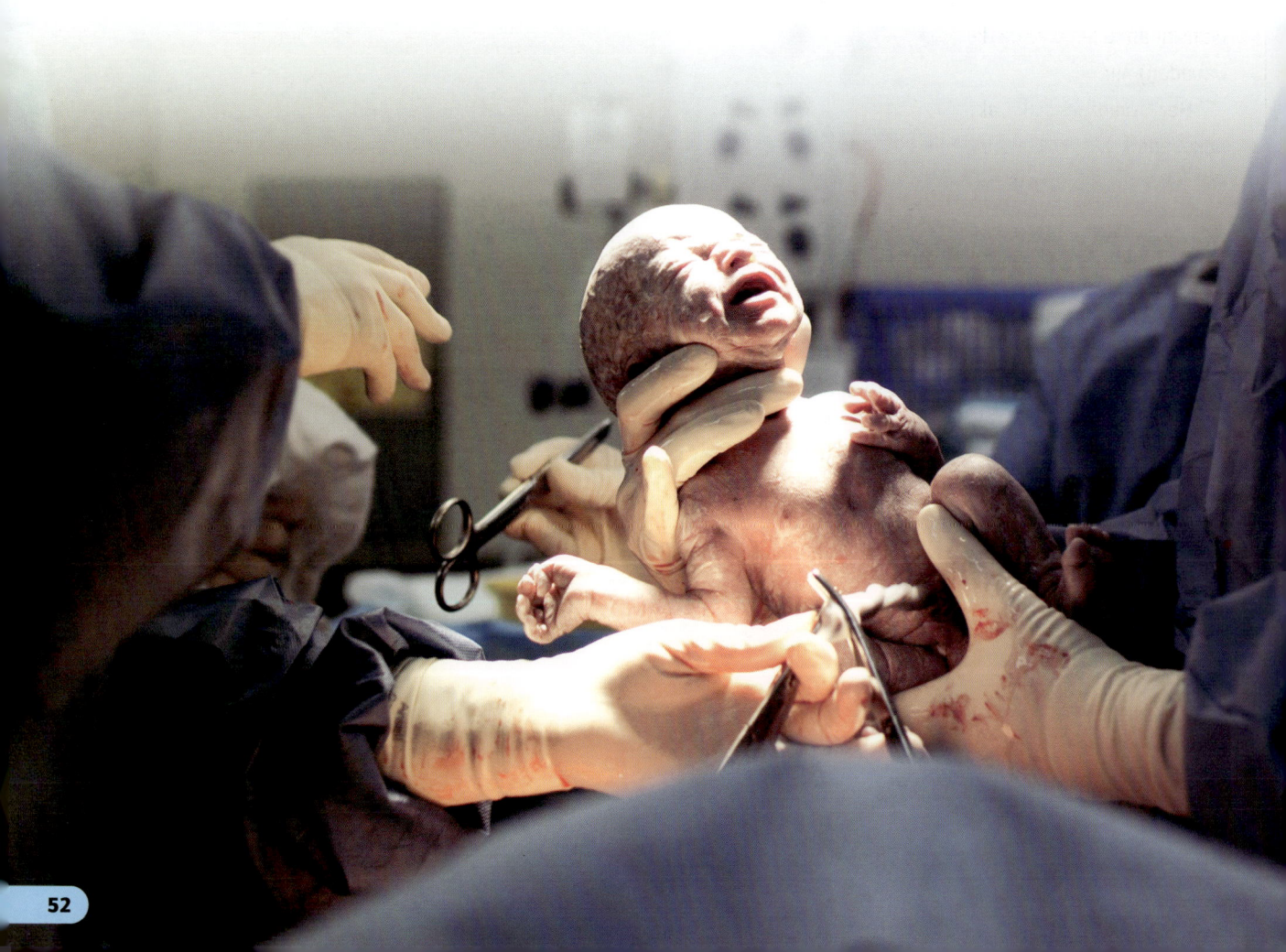

TIP VE SAĞLIK

ANAHTAR

Kromozomlar, DNA ve genler

İnsan vücudundaki her hücrenin çekirdeğinde (kontrol merkezinde) 46 adet kromozom bulunur. Erkek ve kadın eşey hücreleri (sperm ve yumurta) ise sadece 23 kromozom taşır. Bu sayede bir sperm bir yumurtayı döllediğinde ortaya çıkan hücre, 46 kromozomun tümünü içinde bulunduran bir embriyo hâline gelir. Bebek bu yolla kromozomlarını ebeveynlerinden (yarısını anneden yarısını da babadan) alır.

Her kromozom sarılarak paketlenmiş bir deoksiribonükleik asit (DNA) zincirinden meydana gelir. DNA çift sarmal şeklinde ilerleyen halkalardan oluşur. Her halkada baz adı verilen dört kimyasal madde bulunur. Bir gen, çift sarmalın belirli bir kesiti boyunca uzanan yüzlerce ya da binlerce bazdan meydana gelir. Bazların zincir üzerindeki sıralaması hangi proteinlerin üretileceğini kodlar. Proteinler hücrelerin yapı taşlarıdır ve bir insanın tüm özelliklerini belirler. Bir tek hatalı gen bir proteinin üretilemeyeceği anlamına gelebilir ve böylece genetik bir bozukluğa neden olabilir.

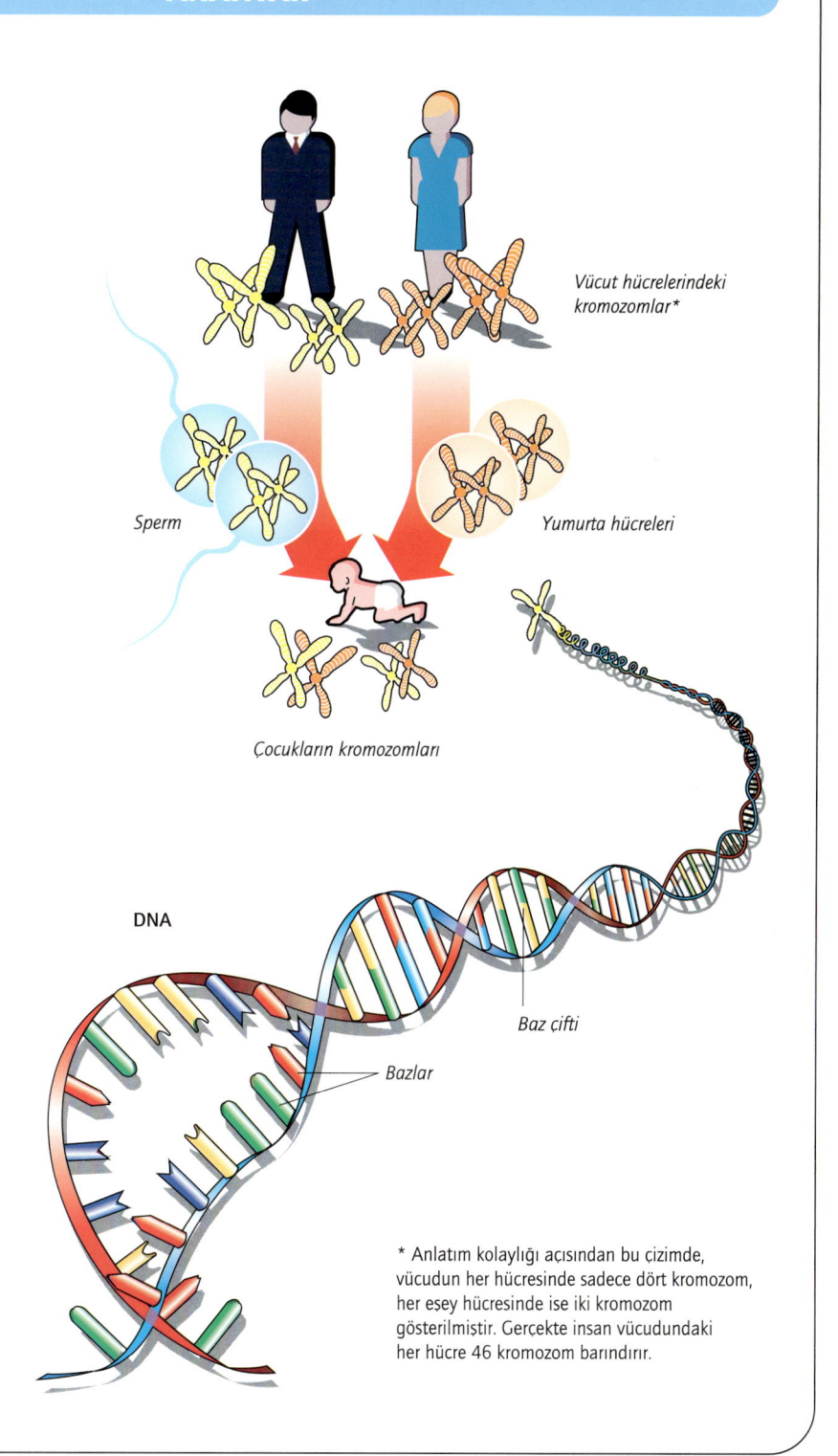

Vücut hücrelerindeki kromozomlar*

Sperm

Yumurta hücreleri

Çocukların kromozomları

DNA

Baz çifti

Bazlar

* Anlatım kolaylığı açısından bu çizimde, vücudun her hücresinde sadece dört kromozom, her eşey hücresinde ise iki kromozom gösterilmiştir. Gerçekte insan vücudundaki her hücre 46 kromozom barındırır.

53

ÜREME VE GENETİK

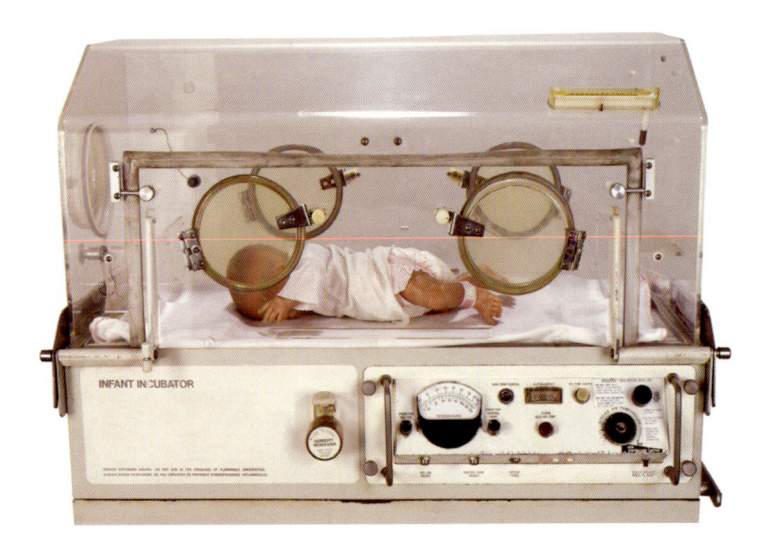

Normalden erken doğan bebekler bir süreliğine kuvözde tutulur. Bu makine gelişimleri tamamlanana kadar onları sıcak tutar.

Bu kondom, hamileliği önlemekten çok cinsel yolla bulaşan hastalıkları (STD) önlemek için kullanılmış olsa da her iki konuda da önemli ölçüde başarılı olmuş olabilir. 1980'lerde AIDS'in (insan bağışıklık yetmezliği virüsü - HIV) ortaya çıkması ile kondomların hastalık önleyici rolü tekrar ön plana çıkmıştır.

Alman doktor Frederick Adolphe Wilde 1820'lerde vajinal diyaframın ilk çeşitlerini üretmiş, 1882'de yine bir Alman doktor olan W. P. J. Mesinga günümüzde kullanılanlara benzeyen, lateks kauçuktan yapılan daha büyük çeşitleri geliştirmiştir. İlk rahim içi alet ise 1928 yılında Alman doktor Ernst Grafenberg tarafından tasarlanan gümüş bir spiraldi. Günümüzde çok farklı şekil ve boyutlarda rahim içi aletler

bulunur ve genellikle metal ve plastik içerirler. Bazıları da yumurtlamanın engellenmesi için progesteron hormonu içerir.

Doğum kontrolü ile ilgili en büyük devrim belki de doğum kontrol haplarıyla ortaya çıkmıştır. 1950'lerdeki geliştirme sürecine pek çok kimyacı dahil olmuştur. Bu hapların temel etken maddesi progesteron, yani hamilelik boyunca kadın vücudunda üretilen hormondur. Bu hormon kadının yumurtlamasını engeller. Progesteron insanda ve diğer hayvanlarda çok düşük miktarlarda bulunur. Ancak 1940'larda kimyacı Russell E. Marker (1902-1984) yabani tatlı patates bitkisindeki maddeleri progesterona dönüştürmenin bir yolunu buldu.

1950'lerde araştırmacılar doğal formundan daha güçlü olan ve yutulduğunda vücut tarafından özümsenebilen sentetik (yapay) progesteronları geliştirdiler. 1954 ile 1959 arasında ABD'li biyologlar Gregory Pincus (1903-1967) ve John Rock (1890-1984) ilk doğum kontrol hapını test etti. 1970'lerin ortalarında 50 milyondan fazla kadın doğum kontrol hapı kullanıyordu.

Kısırlığın tedavisi

Çiftlerin çocuk sahibi olamamasının pek çok nedeni vardır. Kadının fallop tüpleri tıkalı olabilir ya da bazen rahim boynundaki mukus (koyu kıvamlı sıvı) erkeğin spermlerini öldürebilir. Erkek

Kondomlar kauçuk lastikten yapılır. Penisin üzerine tam olarak oturur ve spermlerin veya hastalık yapıcı unsurların kadının rahmine ulaşmasını önler.

TIP VE SAĞLIK

🔑 ANAHTAR

Doğum kontrolü

Bebeğin oluşumu için kadın yumurtasının erkek spermi ile döllenmesi gerekir. Kadınların yumurtaları yumurtalıklarının içinde yer alır. Yumurtalar buradan fallop tüplerinin içinden rahme doğru iner. Burada döllenme olursa yumurtadan bir bebek gelişmeye başlar. Erkek spermleri testislerin içinde ürer. Spermler sperm kanalından geçerek penise ulaşır. Cinsel ilişki sırasında kadının vajinasına geçen spermler rahim boynundan geçerek rahme ulaşır ve burada yer alan bir yumurta döllenir.

Doğum kontrol araçları bu süreçlerin bazılarını önleyerek döllenmeyi engeller. Kondomlar spermin rahme ulaşmasını önlemek üzere penisi ya da vajinayı kaplar. Diyaframlar kadının rahim boynuna yerleştirilir. Rahim içi araçlar (ya da spiraller) rahmi, döllenmiş yumurta için uygun olmayan bir ortam hâline getirir. Kadınların kullandığı doğum kontrol hapları ya yumurtlamayı engeller ya servikal mukusu spermler için geçilmez hâle getirir ya da rahmin iç yüzeyini etkileyerek yumurtaların rahme tutunmasını engeller. Erkeklerin sperm üretimini engellemek için kullanabileceği doğum kontrol hapları üzerinde de çalışılmaktadır ama kullanımıyla ilgili bazı kuşkular nedeniyle bu tür haplar hiçbir zaman piyasaya sürülmemiştir. Kısırlaştırma ise (erkekte sperm kanallarının ve kadında fallop tüplerinin kesilmesi) kesin sonuç veren ama genellikle geri dönüşü olmayan bir doğum kontrol yöntemidir.

Doğum kontrol araçlarının etkilediği yerler

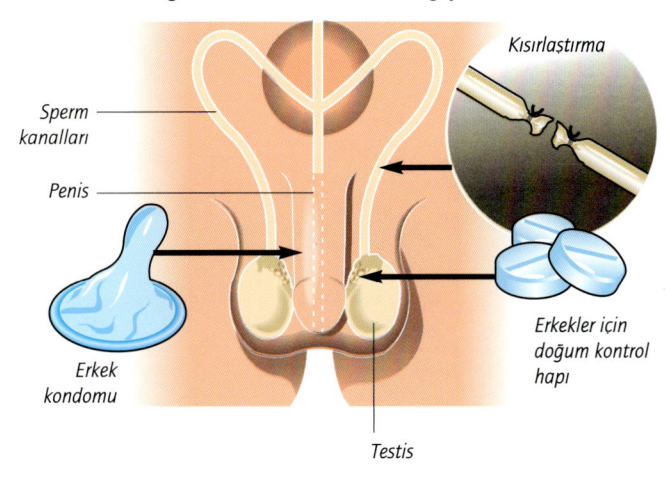

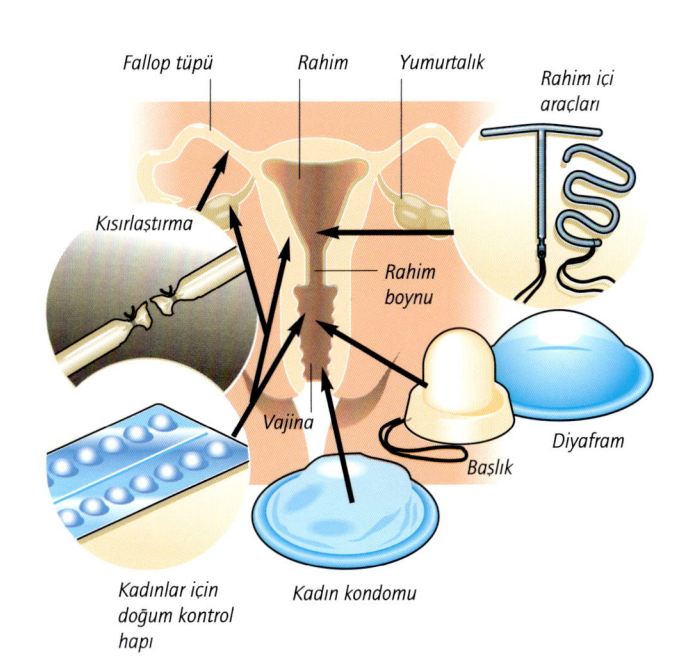

Sperm kanalları · Penis · Erkek kondomu · Testis · Kısırlaştırma · Erkekler için doğum kontrol hapı

Fallop tüpü · Rahim · Yumurtalık · Rahim ici araçları · Kısırlaştırma · Rahim boynu · Vajina · Başlık · Diyafram · Kadınlar için doğum kontrol hapı · Kadın kondomu

55

ÜREME VE GENETİK

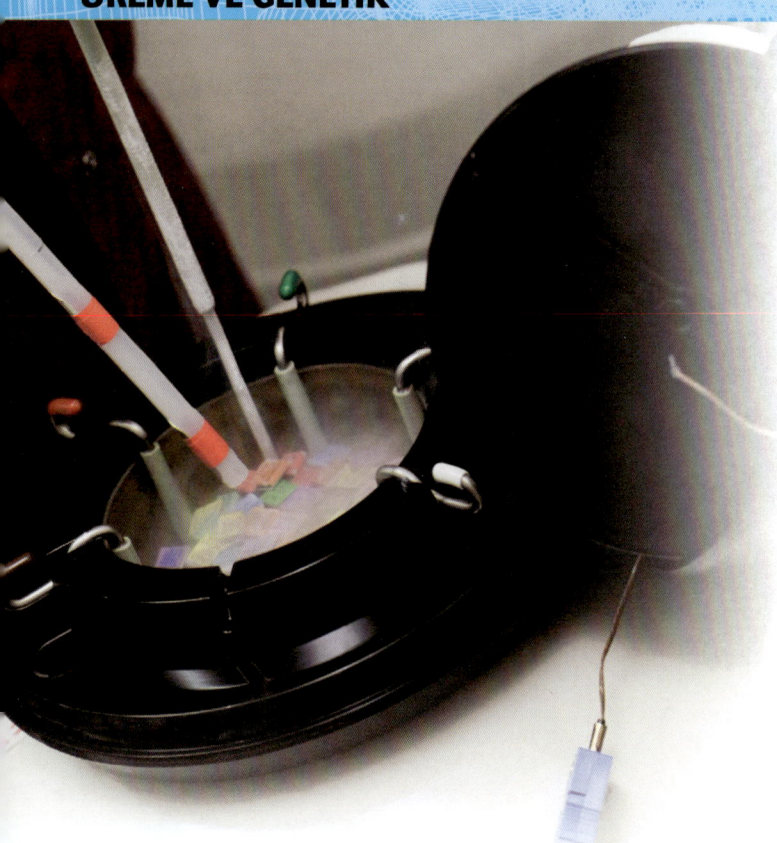

Yumurtalar, spermler ve hatta embriyolar derin dondurucuda uzun yıllar saklanabilir. Bu dondurucularda sıvı azot kullanılır.

yetersiz sayıda veya kusurlu sperm üretiyor da olabilir. Son 50 yılda bu sorunların üstesinden gelebilmek için pek çok teknik geliştirilmiştir.

Kısırlık tedavisinde en iyi bilinen teknik, İngiliz jinekologlar Patrik Steptoe (1913-1988) ve Robert Edwards (1925-2013) tarafından geliştirilen ve tüp bebek olarak bilinen tekniktir. Bu yöntem ilk sonucunu Temmuz 1978'de Louise Brown'ın doğumu ile vermiştir. Tüp bebek ifadesinin yaptığı çağrışıma karşın, bu yöntemde deney tüpleri kullanılmaz. Daha doğru isimlendirmeler yapay ortamda dölleme veya teknik adıyla in vitro döllemedir (IVF). Erkeğin sperm kalitesinin düşük

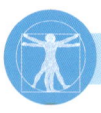

TOPLUM VE BULUŞLAR

IVF: Etik konular

IVF (tüp bebek) tekniği pek çok etik soruyu da beraberinde getirmiştir. Bir cam kabın içinde büyüyen embriyolar (bu hücre kümeleri gelişerek birer fetüs olacaklardır) gerçek birer insan mıdır yoksa insan olacak canlılar mıdır? Eğer bunlardan biri annenin rahmine yerleştirilmezse başka amaçlar için saklanmalı mıdır? Kullanılmayan embriyolar dondurularak daha sonra, anne ve baba yine bir bebek yapmak istediğinde kullanılabilir. İzin alınmak ve 14. günü aşmamak kaydıyla bazı embriyolar deneylerde kullanılır. Ancak embriyolar üzerinde yapılan deneylerin denetimi ülkeler ve bölgeler arasında farklılık gösterebilmektedir.

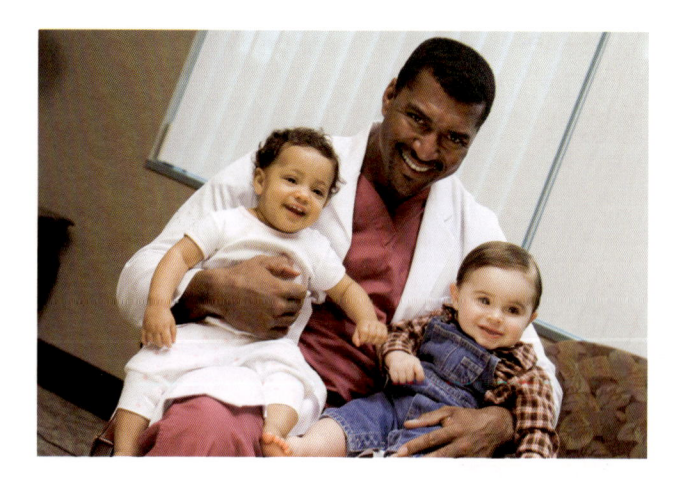

Kısırlık tedavisi konusunda çalışan doktorlar milyonlarca yeni hayatın oluşmasına yardımcı oluyor. Onların desteği olmasaydı pek çok çift çocuk sahibi olamazdı.

TIP VE SAĞLIK

olduğu durumlarda IVF'ye ek olarak başka işlemler de uygulanabilir. 1978 ile 2011 arasında dünyada 4 milyondan fazla bebek IVF ile dünyaya gelmiştir. Ancak IVF zor ve pahalı bir yöntemdir.

Genetik tarama
Bütün canlıların hücrelerinde DNA adı verilen bir genetik (kalıtımla edinilmiş) malzeme vardır. DNA, organizmanın bütün özelliklerinin gelişmesi için

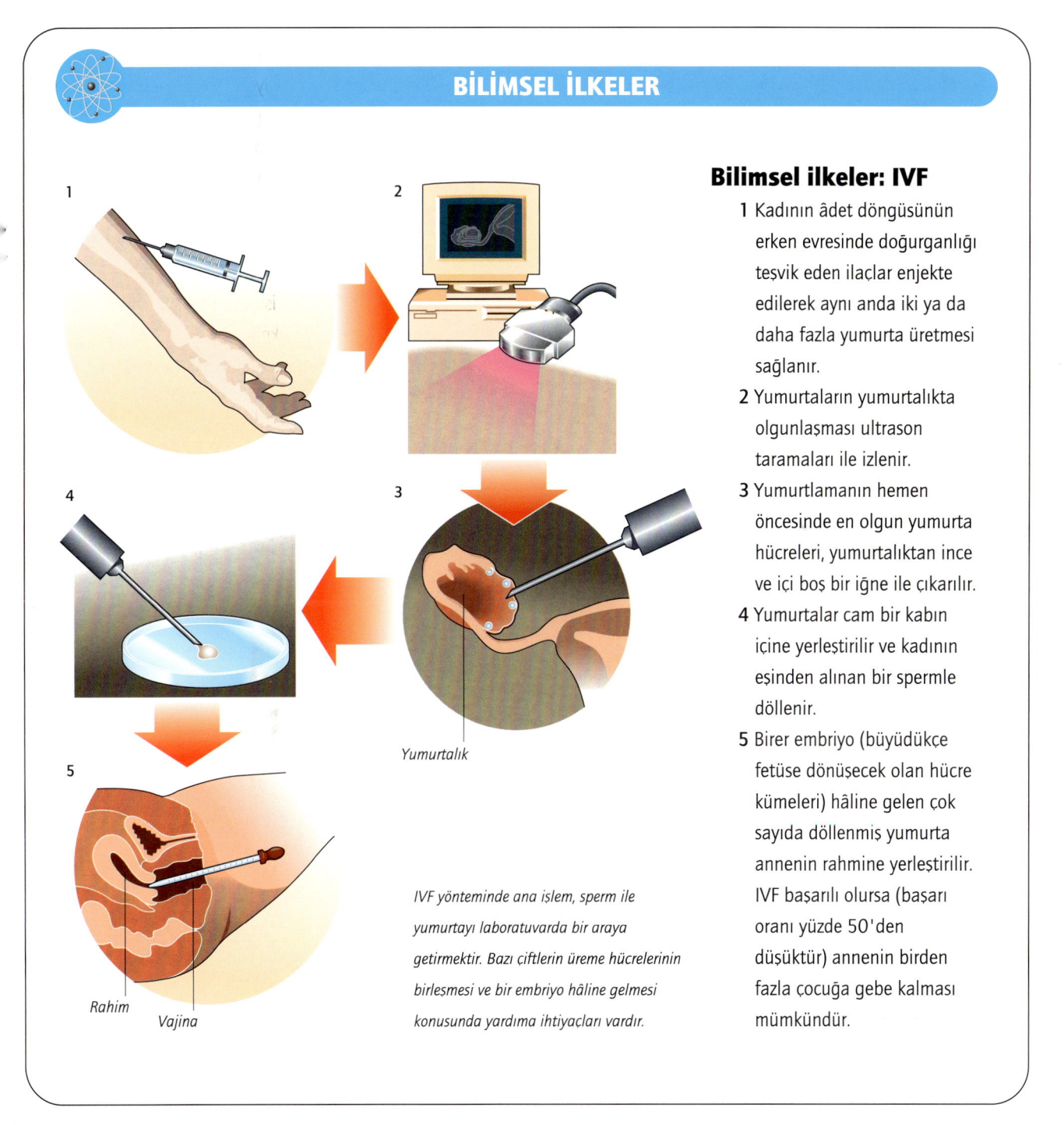

BİLİMSEL İLKELER

Bilimsel ilkeler: IVF

1. Kadının âdet döngüsünün erken evresinde doğurganlığı teşvik eden ilaçlar enjekte edilerek aynı anda iki ya da daha fazla yumurta üretmesi sağlanır.
2. Yumurtaların yumurtalıkta olgunlaşması ultrason taramaları ile izlenir.
3. Yumurtlamanın hemen öncesinde en olgun yumurta hücreleri, yumurtalıktan ince ve içi boş bir iğne ile çıkarılır.
4. Yumurtalar cam bir kabın içine yerleştirilir ve kadının eşinden alınan bir spermle döllenir.
5. Birer embriyo (büyüdükçe fetüse dönüşecek olan hücre kümeleri) hâline gelen çok sayıda döllenmiş yumurta annenin rahmine yerleştirilir. IVF başarılı olursa (başarı oranı yüzde 50'den düşüktür) annenin birden fazla çocuğa gebe kalması mümkündür.

Yumurtalık

Rahim
Vajina

IVF yönteminde ana işlem, sperm ile yumurtayı laboratuvarda bir araya getirmektir. Bazı çiftlerin üreme hücrelerinin birleşmesi ve bir embriyo hâline gelmesi konusunda yardıma ihtiyaçları vardır.

ÜREME VE GENETİK

gerekli olan yönergeleri taşır. Örneğin uzun ya da kısa boylu, sarı ya da kahverengi saçlı, mavi ya da yeşil gözlü olup olmayacağınız DNA'nız tarafından belirlenir. Genetik tarama işlemi, bir insanın DNA'sında sorun olup olmadığının incelenmesidir.

1952'de İngiliz doktor D. C. A. Bevis amniyosentezi tanıtmıştır. Bu teknikte doğmamış bebeğin çevresini saran sıvıdan örnek alınır. Bebeğin bu örneğin içinde bulunan bazı hücreleri, genetik bir sorun olup olmadığının tespit edilmesi için incelenir. Söz konusu teknik down sendromu,

Tek yumurta ikizleri tıpatıp aynı gen yapılarına sahiptirler. Bu durum onları, hastalıkların genetik nedenleri ile ilgili çalışmalarda yararlı denekler hâline getirir. Her iki kardeşte de aynı hastalığın gelişmesi durumunda bu hastalık büyük olasılıkla genleri ile ilişkilidir.

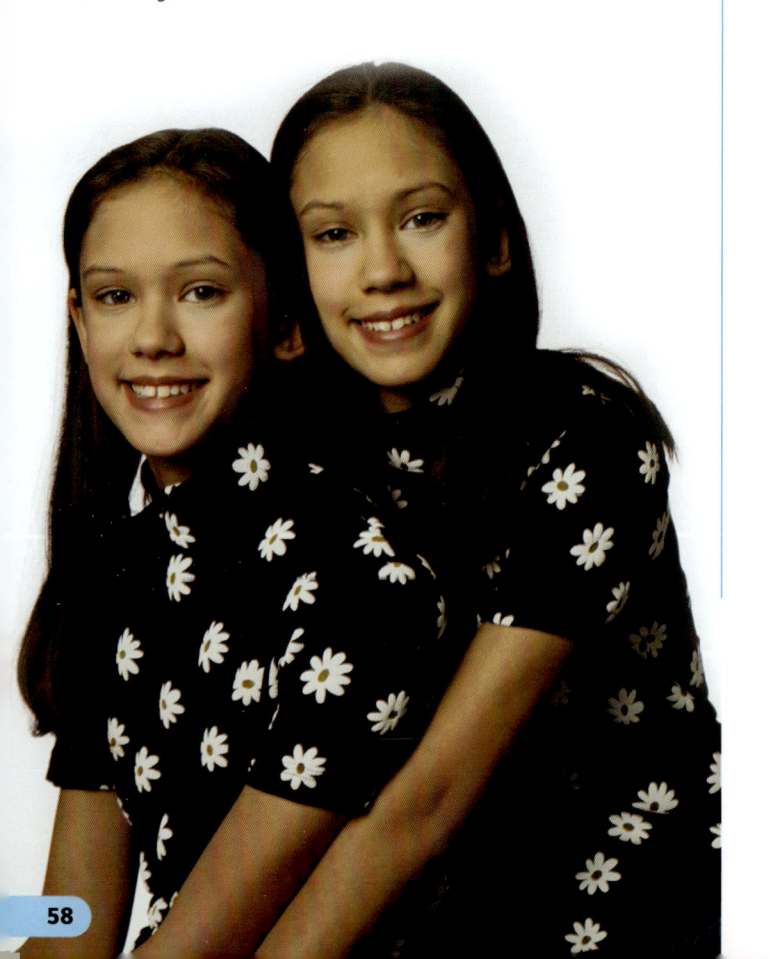

BİLİYOR MUYDUNUZ?

- Bir insanın DNA'sı yaklaşık 20.500 gen barındırır. DNA'nın yüzde ikisinden daha azı protein üretimi için kodlar taşır. Geri kalanı ya işlevsizdir ya da genler arasında kalan kısımların belirteçleridir.
- İnsan Genomu Projesi insan DNA'larının bütün dizilimlerini elde etmek üzere 1990 yılında başladı. Genlerin büyük çoğunluğu 2003 yılında haritalandı. Bilim insanları şu anda her bir genin işlevini ortaya koymaya çalışıyor.

spina bifida ve diğer genetik hastalıkların tespiti amacıyla kullanılmaktadır. Bu tür tarama yöntemleri günümüzde de oldukça önemlidir.

İnsan Genomu Projesi 1990'larda bütün insan genlerinin baz dizilimlerini keşfetmek ve her genin belirli kromozomlar üzerindeki yerinin belirlenmesiyle insan genomunun (insanın bütün genetik malzemesi) haritasının çıkarılması için başlatıldı. Proje kapsamında, bütün insan genlerinin tamamının bir dökümünü oluşturmak için yüzlerce araştırmacı çalıştı. Proje 2003 yılında tamamlandı.

İnsan genlerinin yerinin ve kimyasal yapısının (normal ve hatalı genler arasındaki farklılıkların) araştırılması, kişinin ileride kalp hastalığı, kanser ya da yüzlerce başka hastalığa yakalanma olasılığının daha fazla olup olmadığının bulunmasında işe yarayabilir. Bazı insanlar bu tür bilgilerin farklı şekilde kullanılmasından endişe etmektedir. Eğer işverenler ya da sigorta şirketleri genetik tarama isterlerse sonuçları iyi çıkmayan bazı bireylerin iş bulması ya da sigorta yaptırması daha zor hâle gelebilir. Ayrıca örneğin, bireyler aynı hastalığı taşıma ihtimali olan aile üyelerini de bilgilendirmeli midirler?

TIP VE SAĞLIK

GEN TEDAVİSİ

1980'lerin ortalarından bu yana bilim insanları hatalı genlerin onarılması ya da bunların yerine sağlıklı olanların konması ihtimalini araştırıyorlar. 1990'da Amerikalı bir tıp ekibi dört yaşında bir kız çocuğu olan Ashanti DeSilva'dan beyaz kan hücreleri aldı. Hatalı bir genin yanlış işlevini gidermek amacıyla bu hücrelerin içine normal bir genin kopyalarını yerleştirdiler. Daha sonra bu hücreleri kızın vücuduna geri koydular. Ashanti ileri derece kombine bağışıklık yetersizliğinden (bağışıklık sisteminin iyi çalışmasını engelleyen genetik bir bozukluk) muzdaripti. Gen tedavisi Ashanti'yi belirgin biçimde iyileştirdi. Bu konudaki en büyük sorunlar, vücuda yerleştirilecek doğru aktif genin elde edilmesiyle ilgilidir.

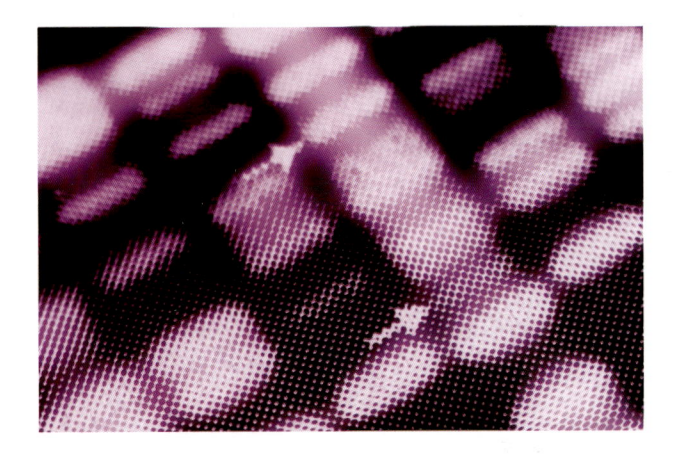

Genetik "parmak izi" bir kişinin genetik yapısının görülmesinin hızlı bir yoludur. Bu iz insanlar arasında akrabalık bulunup bulunmadığının veya bir kişinin zararlı bir gen taşıyıp taşımadığının ortaya konması için kullanılabilir.

KLONLAMA

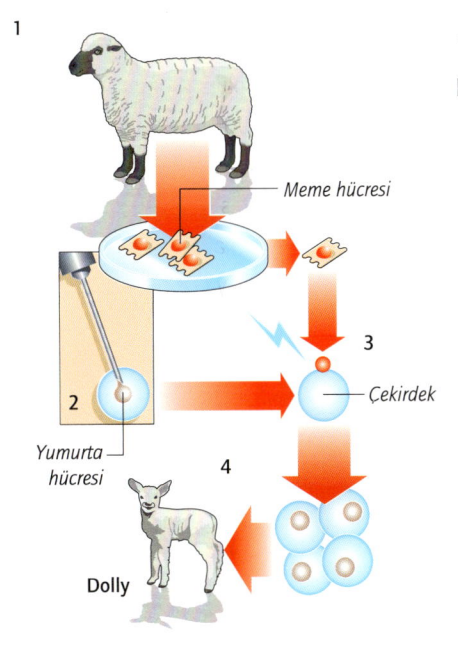

1996 yılında Edinburg'da (İskoçya) Dolly adı verilen bir koyun doğdu. Bu koyun erişkin bir memelinin ilk klonu, yani birebir genetik kopyasıydı.

1 Hücreler erişkin bir koyunun meme dokusundan alındı. Bir hayvanın vücudundaki hücrelerin her biri aynı gen dizilimine sahiptir. Ancak hayvan büyüdükçe kullanılmayan bazı genler kapatılır.

2 Bir koyun yumurta hücresi, çekirdeği çıkartılarak hazırlandı.

3 Meme hücresinin çekirdeği bir elektrik akımı yardımıyla yumurta hücresi ile kaynaştırıldı ve bu yolla tüm genler de açık hâle getirildi.

4 Hücre bir embriyo hâline geldi. Bu embriyo bir dişi koyunun rahmine yerleştirildi ve Dolly, meme hücresinin alındığı annenin bir klonu olacak şekilde büyüdü. Dolly'yi üretmek için 277 deneme gerekmişti. Dolly 2003 yılında ve pek çok koyuna göre daha genç bir yaşta öldü. Bunun nedeninin bir klon olmasıyla ilgili olup olmadığı bilinmiyor.

DÖNÜM NOKTALARI

MÖ 430 Yunan doktor Hipokrat klinik gözlem adı verilen yeni bir tıbbi teknik geliştirdi.

MÖ 300'ler Yunan Doktor Diokles dişleri temizlemek için nane tozu kullanılmasını önerdi.

1543 Andreas Vesalius anatomi çalışmalarında birçok ilerleme kaydetti ve bulgularını *İnsan Vücudunun Yapısı Üzerine* başlıklı ünlü kitabında yayımladı.

1592 Galilei Galileo ilk termometreyi yaptı.

1600'ler İtalyan doktor Santorio, sindirim sisteminin yemeklerin bir kısmını özümsediğini göstermek için, her öğün öncesi kendisinin ve yemeğinin ağırlığını, her öğün sonrası da dışkısını tarttı.

1628 Doktor ve anatomist William Harvey kanın vücut içindeki dolaşımının nasıl olduğunu keşfetti.

1660 Robert Hooke bileşik bir mikroskop yaptı ve vücut hücrelerini keşfetti.

1714 Daniel Gabriel Fahrenheit, denizin donma noktasını 0, insan vücut sıcaklığını 100 kabul eden Fahrenheit sıcaklık birimini oluşturdu. Sonrasında daha hassas ölçümler insan vücudunun normal sıcaklığının 37°C olduğunu gösterdi.

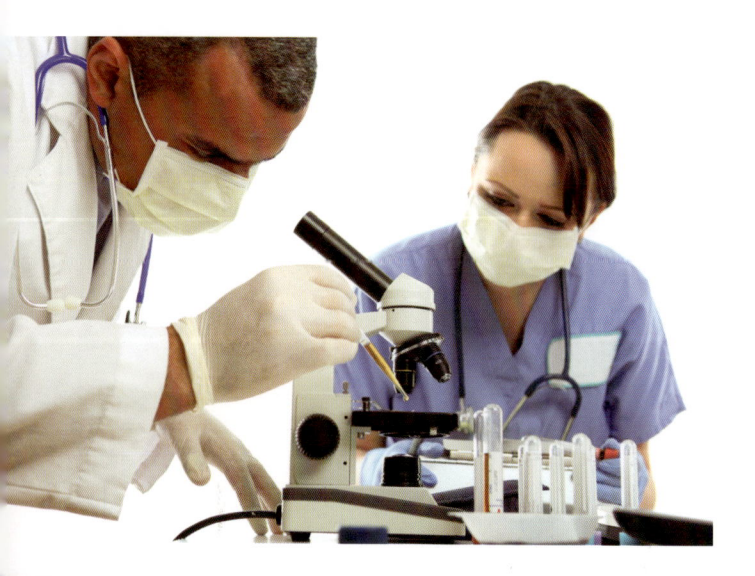

1743 Gökbilimci Anders Celsius, saf suyun kaynama noktasını 100 ve donma noktasını 0 olarak alan Celsius sıcaklık birimini geliştirdi.

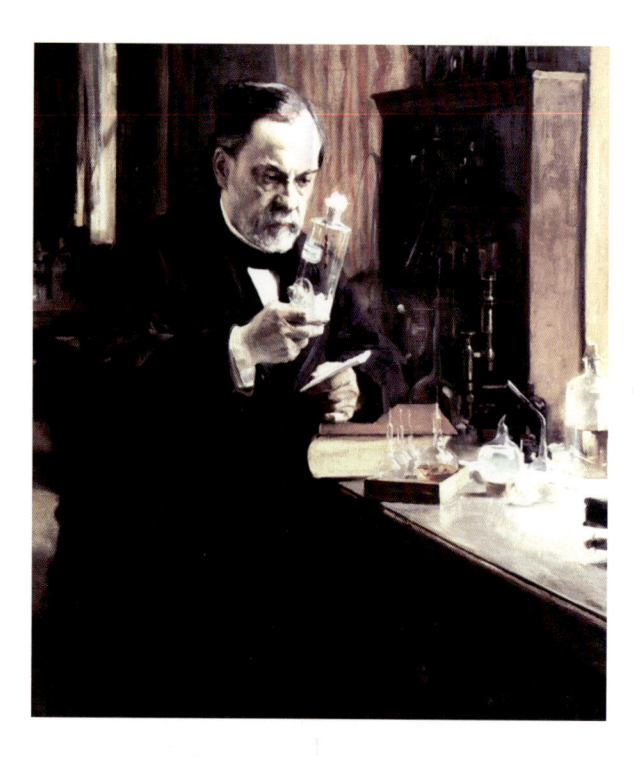

1780 Antoine Lavoisier ve Pierre Simon Laplace kalorimetreyi icat etti.

1795 Nicolas Appert, yiyecekleri kapalı saklama kaplarında ısıtmayı içeren yeni bir saklama sistemi geliştirdi.

1816 René Laënnec ilk steteskopu yaptı.

1831 ABD, Almanya ve Fransa'daki bilim insanları kloroformun anestezik özelliğini keşfetti.

1842 Cerrah Crawford Long anestezik madde olarak eteri kullanarak ilk ağrısız ameliyatı gerçekleştirdi.

1850'ler ile 1880'ler arası Mikrobiyolog Louis Pasteur ve Robert Koch mikroorganizmaların birçok hastalığa neden olduğunu keşfetti.

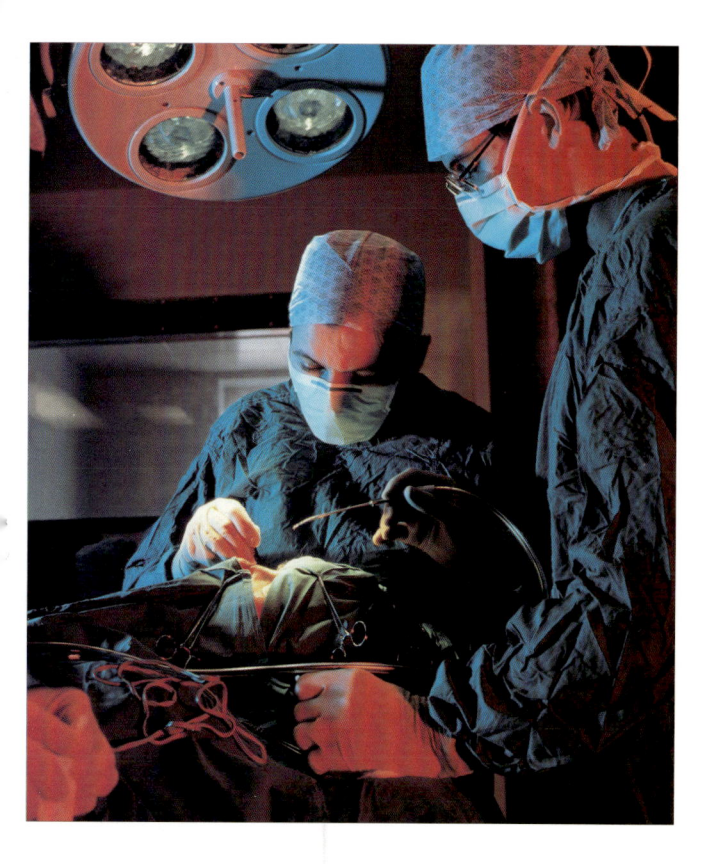

1856 Louis Pasteur (sol taraftaki resim) bakteri ve diğer mikropların hastalıklara neden olduğunu keşfetmesinin ardından pastörizasyonu geliştirdi.

1860'lar Gregor Mendel bitkilerde döllenme üzerine çalıştı ve genetik biliminin temellerini oluşturdu.

1865 Joseph Lister ilk antiseptik ameliyatını yaptı.

1881 Louis Pasteur şarbon hastalığına karşı geliştirdiği aşının etkinliğini gösterdi.

1910 İlk yapay kimyasal ilaç; Paul Ehrlich ve Sahachiro Hata tarafından bulunan salvarsan satılmaya başladı.

1914 Baltimore'daki Johns Hopkins Hastanesi'ndeki bir ekip ilk diyaliz makinesini yaptı.

1928 Alexander Fleming bir antibiyotik olan penisilini keşfetti. İlaç 1940'larda yaygın olarak kullanılır hâle geldi.

1930 John H. Gibbon kalp-akciğer makinesini icat etti.

1952 Doktor Robert Lee Wild vücudun içini gösteren ilk ultrason görüntülerini elde etti.

1953 James Watson ve Francis Crick tarafından deoksiribonükleik asitin (DNA) yapısı ortaya kondu.

1958 Rune Elmqvist ilk kalp pilini yaptı.

1967 Cerrah Christiaan Barnard insandan insana ilk kalp naklini gerçekleştirdi.

1972 Janet Mertz ve Ron Davis, kes-yapıştır tekniklerini kullanarak insanlar tarafından tasarlanan ilk melez DNA'yı üretti.

1977 Raymond Damadian insan vücudunun içinin ilk manyetik rezonans görüntülerini (MRI) oluşturdu.

1996 Koyun Dolly klonlanan ilk memeli oldu. Beklenenden birkaç yıl önce, 2003 yılında öldü. Ölümünün klonlanmış olmasına bağlı olup olmadığı anlaşılamamıştır.

2003 İnsan Genomu Projesi, her bir insan geninin kimyasal sıralamasının tam bir dökümünü ortaya koydu. DNA'nın her bir diziliminin işlevi üzerindeki çalışmalar devam etmektedir.

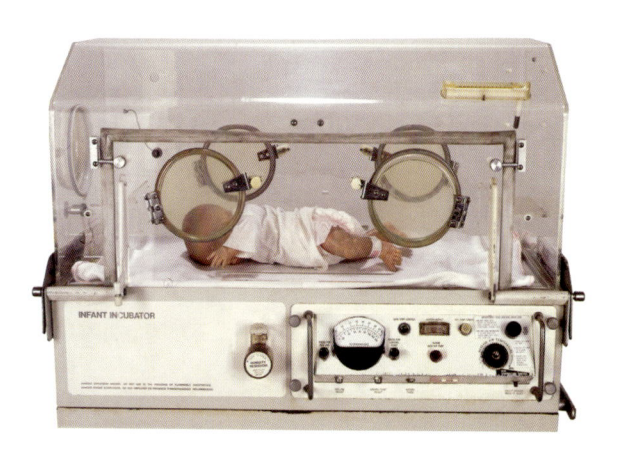

SÖZLÜK

anatomi Bir canlının doku ve organ gibi parçalarının yapısı. Aynı zamanda bu yapıyı inceleyen bilim dalı.

anestezik Bir hastanın ağrı hissetmemesini sağlayan kimyasal madde.

antijen Vücudun antikorlar üreterek tepki verdiği protein, toksin veya başka bir büyük molekül.

Antik Yunan Günümüzde Yunanistan ve Türkiye sınırlarında yer alan anakara ve adalarda MÖ 2000 ile 300 yılları arasında yaşamış olan uygarlık.

antikor Vücudun bağışıklık sisteminin yabancı maddelere veya antijenlere karşı ürettiği protein. Birçok farklı tipte antikor vardır ve her biri özel bir antijeni etkisiz hâle getirir. Antikorların bağlandığı antijenler beyaz kan hücreleri tarafından yutulur veya tahrip edilir.

aşı Genellikle bir kişide belirli bir hastalığa karşı bağışıklık kazandırmak veya bağışıklık yanıtını artırmak için uygulanan, ölü veya zayıflatılmış hastalık yapıcı mikroorganizmalar içeren ilaç.

bağışıklık kazandırma Bir organizmayı zararlı maddelerin ya da hastalıkların etkilerinden korumak. İki türü vardır: pasif bağışıklık kazandırmada hastalara antikorlar verilirken aktif olanda hastaya zararsız hâle getirilmiş patojen verilerek hastanın buna karşı antikor üretmesi sağlanır.

bakteriler Dünyanın nerdeyse her yerinde bulunan tek hücreli mikroorganizmalar. Sadece mikroskop aracılığıyla görülebilirler. Çoğu küre, çubuk veya sarmal gibi şekillere sahiptir. Bazı bakteriler insanlara faydalıdır; yiyeceklerimizi sindirmemize yardımcı olur ve bazı besinlerin hazırlanmasında rol oynarlar. Bununla birlikte, kolera gibi ciddi hastalıklardan sorumlu olan bakteriler de vardır.

besiyeri Mikroorganizmaların laboratuvar ortamında çoğaltılması amacıyla hazırlanmış olan besin maddeleri.

beyaz kan hücreleri Yabancı maddeleri ve organizmaları yok etmekten sorumlu kan bileşenleri. Beyaz kan hücrelerinin farklı çeşitleri, bağışıklık yanıtı olarak adlandırılan bu süreçte farklı işlevler üstlenirler. Bazıları antikor üretirken bazıları yabancı parçacıkları yutar ve sindirir.

Birinci Dünya Savaşı (1914-1918) İttifak Devletleri, yani Almanya, Avusturya-Macaristan İmparatorluğu (bugün Avusturya ve Macaristan) ve Osmanlı İmparatorluğu ile İtilaf Devletleri, yani Fransa, İngiltere, Rusya ve Amerika Birleşik Devletleri arasında, ağırlıklı olarak Avrupa'da geçen savaş. Mücadeleyi İtilaf Devletleri kazanmış, her iki taraftan milyonlarca asker hayatını kaybetmiştir.

elektromanyetik ışıma Elektriksel ve manyetik alanlardan oluşan dalgalar. Işık hızıyla hareket eden elektromanyetik dalgalar belirli bir dalga frekansına göre tanımlanır. Radyo dalgaları ve mikrodalgalar düşük frekanslı; kızıl ötesi ışınlar, görülür ışık, mor ötesi ışınlar ve X ışınları ise daha yüksek frekanslı dalgalardır.

enzim Bir organizma tarafından belirli bir kimyasal tepkimenin gerçekleşmesi ve kontrol edilmesi için üretilen, protein yapısında bir biyolojik katalizör.

genetik Organizmaların atalarından aldıkları özellikler veya bu konu üzerinde çalışan bilim dalı.

hormon Belirli salgı bezlerinden kana salınan ve vücudun başka bir bölgesine giderek orada etki gösteren maddeler. Doğal veya yapay hormonlar tıpta sıklıkla kullanılır.

ışıma Radyoaktif parçacıkların, ısının veya elektromanyetik dalgaların yayılması.

İkinci Dünya Savaşı (1939-1945) Ağırlıklı olarak Avrupa, Doğu Asya ve Kuzey Afrika'da geçen, tarihin en yıkıcı çatışması. Eksen Devletleri (Almanya, Avusturya, Japonya ve İtalya) ile Müttefikler (İngiltere, ABD, Fransa ve SSCB) arasında geçmiştir. Almanya Nisan 1945'te teslim olmuş fakat Japonya, Ağustos ayında Hiroşima ve Nagazaki ABD uçakları tarafından atom bombalarıyla tahrip edilene kadar savaşmıştır.

manyetizma Mıknatıslarla ve manyetik alanlarla ilgili tüm olgular. Manyetik alanlar mıknatısların çevresinde bulunur ve diğer mıknatıslar veya elektrik yüklü parçacıkları etkiler.

mayalanma (fermantasyon) Şekerin enerji elde etmek üzere parçalanması. Belirli şartlar altında bazı maya türleri ve diğer bazı mikroorganizmalar, mayalanma sürecinin atığı olarak alkol ve karbondioksit salgılar. Bu özellik alkol üretiminde ve ekmek yapımında kullanılır.

melez DNA (rekombinant DNA) Genellikle farklı türlerden elde edilen DNA parçalarının birleştirilmesiyle oluşturulan DNA molekülü.

mıknatıs Manyetik alan oluşturabilen herhangi bir madde.

mikroorganizma Çıplak gözle görülemeyecek kadar küçük olan canlı. Örneğin bakteriler, virüsler ve bazı mantarlar.

mikrodalga Dalga boyu 1 ila 300 mm olan elektromanyetik dalga. Mikrodalgalar radarlarda, iletişim teknolojilerinde ve yemekleri ısıtmakta kullanılır.

pozitronlar Elektronlarla aynı kütleye sahip pozitif yüklü atom parçacıkları. Pozitronlar oldukça kararsız bir yapıya sahiptir ve her tür madde ile hızlıca tepkimeye girerek gama ışınları yayar.

protonlar Atomun temel yapıtaşları. Protonlar atom çekirdeğinde yer alır ve pozitif yüklüdür.

radyoaktivite Atom çekirdeğinin yapısının bozulmasıyla birlikte elektromanyetik dalgaların veya parçacıkların yayılması.

Roma MÖ 700 yılında bir İtalyan kenti olan Roma'da başlamış ve MS 200'lerde Akdeniz çevresinde büyük bir imparatorluğa dönüşmüş olan uygarlık. Romalılar Avrupa'ya hukuku ve kamu düzenini getirmiş ve büyük mühendislik eserleri yaratmışlardır.

salgın Ölümcül bir hastalığın bir topluluk içinde yayılması.

Sanayi Devrimi El aletlerinin yerini makinelerin alması ve büyük ölçekli endüstriyel üretim yöntemlerinin gelişmesiyle ortaya çıkan, sosyal ve ekonomik yapıdaki büyük değişim. Sanayi Devrimi 1750'lerde İngiltere'de başlamış sonra Avrupa kıtasına ve ABD'ye yayılmıştır.

trepanasyon Kafatasına, içerideki basıncı düşürmek amacıyla delik açılmasını içeren ilkel bir cerrahi işlem.

virüs Protein ile genetik malzemelerin (DNA ve RNA) karışımından oluşan, hastalık yapıcı küçük varlıklar. Virüsler yalnızca yaşayan hücrelerin içinde çoğalabilir. Bu nedenle pek çok bilim insanı onları canlı olarak görmezken bazıları birer mikroorganizma olarak kabul eder.

veba Bulaşıcı ve ölümcül bir hastalık. Tarihte Kara Ölüm adıyla anılan salgın, sivrisinekler ve fareler tarafından yayılan bir hıyarcıklı veba salgınıydı.

X ışınları 0,001 ile 10 nm arasında dalga boyuna sahip elektromanyetik ışıma türü. X ışınları yumuşak dokulardan geçebildiklerinden vücudun içindeki yapıları incelemek için kullanılır.

DİZİN

A
akıl hastalıkları 13, 26, 38
ampütasyon 10, 12-13
analjezikler 31
anatomi 7-8, 10
anestezi 13-15, 31, 40, 51
antibiyotikler 26-28, 31
antijenler 41
Antik Mısırlılar 4-7, 11, 24
antikorlar 21, 42
antiseptik 10, 19
asetaminofen 29
Asklepios, Yunan sağlık tanrısı 4
aspirin 6, 22, 28-31
aşı 17-18, 20-21

B
bağışıklık sistemini baskılayan ilaçlar 41
bakteriyoloji 15-15, 18, 26, 27
bebek kuvözü 54
belirtiler 6, 22, 34
bilgisayarlı tomografi 37
bitkisel ilaçlar 5, 6, 8, 10, 32, 24

C
cerrahi 10-11, 19, 26, 31, 35, 40-46, 48-49, 52
Chain, Ernst 27
cüzzam 10, 18, 29

Ç
çiçek hastalığı 17-18

D
Davy, Humphry 13, 15
diyaliz makinesi 42-43
DNA 53, 57-58
doğaüstü tıp 4, 6
doğum kontrol hapları 24, 54-55

E
ebe 14, 50-51
eczane 31
Ehrlich, Paul 22
elektrokardiyografi 34
elektroensefalogram 34
endoskop 35, 48
enfeksiyon 10, 12, 19, 27-29, 31
enjektör 12, 14
eter 14, 15

F
Fleming, Alexander 26
Florey, Howard 27
Freud, Sigmund 13
frengi 10, 18, 24

G
Galen 8-10
genler 53, 58-59
gülme gazı 13, 15

H
hamamlar 7
Harvey, William 8-9, 41
hastaneler 8, 12-13, 15, 19, 38
hayvan deneyleri 30
hemşire 13
hijyen 7, 50-51
Hipokrat 6-7
Hint tıbbı 23, 33

I
IVF 56-57

İ
ibuprofen 29, 31
ikizler 41, 58
ilaçlar 6, 22-26, 28-31, 41, 46, 51, 57
işitme cihazları 47

J
Jenner, Edward 17

K
kafein 22
kalp 6, 8, 9, 28, 34, 36, 42-46, 48, 58
kalp pili 45-46
kalp-akciğer makinesi 43-44
kan 6-9, 11, 14, 21, 23, 25-26, 28, 30-33, 35, 38-46, 48, 51, 59
kan basıncı 35
kan dolaşımı 9
kan grupları 41-42
kan nakli 41-42
kanser 12, 28, 30-31, 58
Kara Ölüm 7
karaciğer 9, 25
kinin 23
klonlama 59
kloroform 14-15
Koch, Robert 15-16, 18, 32
kolera 16, 20
kromozomlar 53, 58
kuduz 18

L
Lister, Joseph 19
Long, Crawford 15

M
manyetik rezonans görüntüleme 38-39
mikrop teorisi 15
mikroorganizmalar 14-16, 28, 32-33, 51
mikroskop 6, 16, 32

N
Nightingale, Florence 13

P
Pasteur, Louis 15-16, 20, 32, 51
pastörizasyon 16
penisilin 22, 24, 26, 28
plastik cerrahi 41, 49
pozitron emisyon tomografisi 38
petri kapları 18
plazmodyum 25
pnömoni 24
psikanaliz 13
psikiyatri 13

R
robotik cerrahi 49
Roma tıbbı 5, 7-8, 10-11, 32
Rorschach, Hermann 13
Röntgen, Wilhelm 36

S
salgın 7, 20
sedatifler 31
sezaryen 52
sıcaklık 6, 20, 34-35, 44
sıtma 18, 23, 25
siklosporin 41
silikon implantlar 46
sivrisinekler 7, 23, 25
stetoskop 36, 51
sünnet 50

Ş
şarbon 16, 18, 20

T
tanı 6, 32-36, 38
tarihöncesinde tıp 4-5
termometre 6, 34-35
tıp okulları 8
trankilizanlar 31
trepanasyon 4-5
tüberküloz 16, 24

U
ultrason 36-37, 52, 57

V
Van Leeuwenhoek, Anton 16
Vesalius, Andreas 8
veba 7, 10, 17-18
verem 16, 24

Y
Yunan tıbbı 4-5, 7, 24, 32-33, 36, 50

X
X ışınları 36-38

Z
zatürre 24

Orijinal kitaba ilişkin

Yayın Yönetmeni: Lindsey Lowe
Editör: Tom Jackson
Sanat Yönetmeni: Jeni Child
Tasarım: Lynne Lennon
Çocuk Kitapları Sorumlusu: Anne O'Daly
Basım Sorumlusu: Alastair Gourlay

Görseller

Ön kapak: *Shutterstock (SS):* Mark Herreid
Arka kapak: Konuk Levent

Corbis: Salvatore De Nolfi 49üst; Getty Images: Hulton Archive 29alt-sol, 51; SSPL 16üst Public Domain: 5alt; Alokprasad 41üst; NLM 8üst Shutterstock: 28; Konuk Levent 1; Denis Kornilv 4alt-sol; Andrey Kiselev Valerevich 30alt; Martin Valigursky 52alt; Dusan Zidar 24 Thinkstock: Brand X Pictures 54üst, 61alt; Comstock 3, 22üst-sağ, 33üst-sağ, 48, 49alt, 50üst; Digital Vision 29üst; Hemera 6üst. 52üst, 56; Istockphoto 8alt, 12üst, 14, 18alt, 19alt-sağ, 23üst-sağ, 32, 35alt-sağ, 42, 59üst, 60alt; Photodisc 20alt, 30, 38; PhotoObjecs.net 35üst; Photos.com 4-5, 6alt, 7üst, 10üst, 13alt, 15üst, 16alt, 17alt, 18üst, 19alt-sol. 20üst, 22alt-sol, 23alt-sol, 27üst, 36, 41alt, 50alt, 60sol; Polka Dot 34üst; Stockbyte 30üst, 33alt, 34alt, 40, 54alt, 58, 61üst Topfoto: 26üst; World History Archive 11üst, 15alt. Artwork © Brown Bear Books Ltd.

The Brown Reference Group Ltd. bu kitapta kullanılan resimlerin telif hakkı sahiplerine ulaşmak için elinden gelen gayreti göstermiştir. Yukarıda belirtilenler dışında hak sahipliği iddiasında bulunanların The Brown Reference Group Ltd. ile iletişime geçmeleri rica olunur.